がん治療に苦痛と絶望はいらない

余命2ヵ月を完治に導く
がん活性消滅療法

前田 華郎
医学博士 元東京女子医科大学教授

講談社

がん治療に苦痛と絶望はいらない

余命2カ月を完治に導くがん活性消滅療法

前田華郎
医学博士　元東京女子医科大学教授

講談社

はじめに　がんを撲滅するという夢

「抗がん剤、放射線、手術を主体とするがん療法は、過去50年間ほとんど進歩がない」
「しかも末期がん患者に関しては、これらの標準治療では死期を早め、その間の苦しみも増強させてしまう」

これは１９９０年、アメリカ連邦議会技術評価局（ＯＴＡ）のがん問題専門委員会が、当時のがん治療についてくだした評価である。この報告は、それまでがん医療の進歩を漠然と信じていた市民に衝撃を与え、がん専門医にさらなる努力を求めた。

それから四半世紀、がん治療はいったいどれだけ進歩したのだろうか？

現在の日本は、２人に１人ががんになり、３人に１人ががんで死ぬという「がん全盛時代」に突入した。２０１２年、日本のがんによる死者は、１年間で約36万１０００人、１日１００0人ががんで亡くなっている計算だ。続く死因の「心疾患」の約2倍、「肺炎」「脳血管疾患」の約3倍と、ほかを大きく引き離している。

この間、がん治療の「方法論」は、何ひとつ変わっていない。
「50年間、ほとんど進歩がなかった」と断じられた方法が、あれから20年以上も続けられ、その間に画期的な発明・発見がなされたわけではない。日本でも厚生労働省が治癒率の向上を謳《うた》ってはいるが、診断や手術が「少しは進歩した」というレベルであり、ある程度進行したがんに対する治療成績に、明確な改善はみられない。

現在のがん医学は、自信喪失の状況にあるように私には見える。

『患者よ、がんと闘うな』など、元慶應義塾大学医学部講師の近藤誠氏の著書は、まさに「がんになっても医療は救ってくれない」というメッセージを発し、この挑発に対して、現代医療の権威たちは十分な反論ができないままでいる。

確かに「がんと闘うな」というメッセージは、手術、抗がん剤、放射線といった三大療法への不信もあいまって多くの支持を得ているが、「それではどうしたらいいのか？」という、患者やその家族、生を希求する人々の切実な疑問にはいっさい答えていない。

進歩のないままの治療法と、目の前の命を救えずに手をこまねいている医師たち――。

これは、医学と医療に携わるすべての者の「敗北」ではないのか？

私は、病に苦しむ患者を、どんな手段を講じてでも治すのが医師の使命であると信じている。がん専門のクリニックを開設して、２００1年に今の治療法をはじめて以来13年間、その思いを胸に私は闘ってきた。そして４５００人以上もの患者さんが、このクリニックを訪れ、一緒にがんと闘ってくれた。

そのなかには、大病院で「治療不能」と言われ「余命宣告」を受けた患者さんたちも多い。現代西洋医学に見放され、行き場を失った「がん難民」と呼ばれる患者さんたちが、まさに藁《わら》にもすがる思いで「最後の選択」として、当クリニックを訪ねてくれている。


私のクリニックで施している治療法は、「がん活性消滅療法」(Cancer Energy Annihilation Therapy) という。そのイニシャルを取って、「CEAT《シート》」と略称している。「CEAT」は、従来の現代西洋医学の常識とは異なる、まったく独自のがんの治療法である。

この治療法は、私自身のがんを治療・克服する過程で、たどり着いたものだ。手術はしない、抗がん剤も放射線も用いない、いわゆる「代替療法」と呼ばれる治療法の一種である。大病院での治療とはまったく異なる、独特でシンプルな治療法を目の当《ま》たり《あ》にして、不安を感じて来院しなくなる患者さんもいたが、私を信じて、ともに闘い、快方に向かった患者さんの数は3000人を超えた。治癒率は2010年末段階で70%以上で、進行がん、末期がんに限っても50%以上の患者さんが、完全な健康を取り戻している(31ページ、表参照)。

この治癒率の高さが口コミで広がって、治療を希望する患者さんが年々増加している。

その結果、患者さんにかなり長い予約待ちを強いる状況になってしまっている。これは、時間との勝負であるがん治療にはあってはならないことだ。

しかもクリニックのある横浜から遠隔地にいる患者さんにとって、ＣＥＡＴを受けるための交通費や宿泊費は大きな経済的な負担となる。

もしＣＥＡＴを施せる医療機関が、日本全国にあったならば――。

私は、これまでこのＣＥＡＴを広く普及させるどころか、後継者を確保することすら難しいと思っていた。

現代西洋医学の常識からかけ離れた風変わりな治療法を学び、医師としての生命をかけてくれる人などそうそう出てくるものではない。なにしろ現代西洋医学に真っ向から対決せざるを得ないのである。ＣＥＡＴを実践しようとすれば、権威主義の大病院、大学病院の医師たちから白い目で見られるのがオチである。

２０１３年の夏、私はある医師の訪問を受けた。

北海道の函館でクリニックを開業している平山繁樹さんである。平山さんは、私に「ＣＥＡＴを学びたい」と申し出てくれた。平山さんがＣＥＡＴを学びたいと言ってくれたのには理由がある。それは身近で「余命３ヵ月」と診断された患者さんが、私のクリニックで快方に向かという通常ではありえない事実を目の当たりにしたからである。

今、平山さんのようにCEATの価値を確信してくれる何人もの医師が、私のクリニックに参集してくれている。

なぜ、今なのか？

現代のがん医療の無力ぶりが明白になった今であり、進行がん、末期がんに対するCEATの効果を医師たちが認めざるを得なくなった今だからなのだろう。

「CEATを金儲《かねもう》けの具にはしない」と約束してくれた彼らに、私は、私のスキルとノウハウのすべてを伝える。同志が10人、100人と増えていけば、全国でがんに苦しむ患者たちを救うことができる。臨床データが増加すれば、CEAT自体の効果もさらに裏付けられることになる。

私は本書を、がんに苦しむすべての患者、そして「がん撲滅」という同じ夢を抱く同志たちと、未来を切り開くための切り札になることを目指して著した。

増加するがん難民たち。

しかし、CEATという「福音」を、あきらめずに、あくまで生を希求するすべての人々に届けられる日がくることを信じて。

［目　次］

第3章　見えないがんを見逃さない共鳴反応検査

第4章　三大療法の限界と問題点

第5章　CEAT　闘いの記録

第6章 CEATの治癒率を高める武器

構成／恵志　泰成
装丁／宇田　隼人
写真／アドバンス・クリニック横浜提供

第1章
余命2ヵ月からの生還

クリニックに届いた感謝の手紙

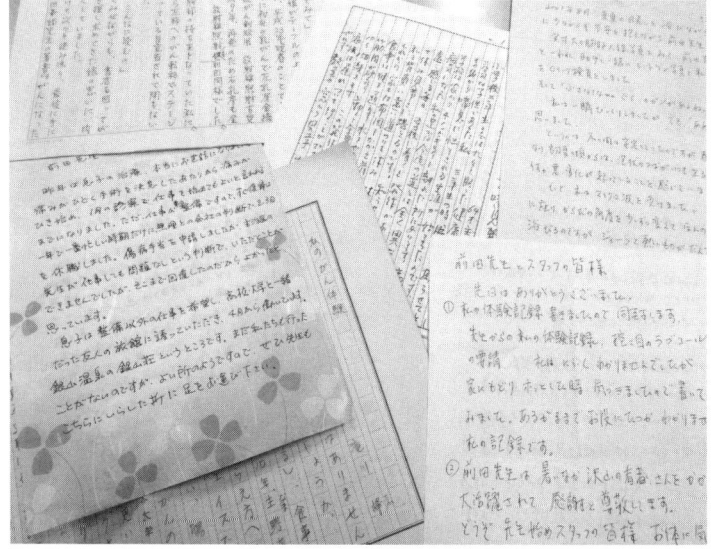

可能性は、ほぼゼロ

四国在住の会社員、和田治朗さん（仮名）は、２０１０年に入って、胃に不快感を覚えるようになった。58歳のときのことだ。いっこうに不快感が治まらないので、４月に地元の赤十字病院で内視鏡による検査を受けた。

「残念ながら、胃がんです。ただしスキルス性ではありません」

検査の翌週、主治医は、和田さんにそう言った。スキルス性胃がんは、胃壁の内部にでき、悪性度が高く、進行が速いやっかいな胃がんだ。スキルス性胃がんでないということは、まずはひと安心だ。

「しかし、胃の粘膜全体に多数の小さな腫瘍《しゅよう》が点在していますから、胃を全部取る必要があります」と主治医は言った。

胃を全摘出するという主治医の言葉に和田さんは、さすがにショックを隠せなかった。

「幸い、４月14日に手術が可能ですから、手術をやってしまいましょう。早いに越したことはありませんから」と担当医は、こともなげな表情で言った。胃がんを宣告されて、翌週には全摘手術というのでは、心の準備ができない。

しかし和田さんは、主治医の提案を受け入れることにした。

「手術の前にCT（Computed Tomography コンピュータ断層撮影）で胃の周囲のリンパ節の状態を確認しましょう」

和田さんは、言われるままにCTの検査を受けたが、このCT検査でさらに深刻な事態が発覚した。

「困りました。CT検査で胃の傍《ぼう》大動脈リンパ節に3ヵ所の腫脹《しゅちょう》（腫《は》れ）が確認されました」

主治医は、CT画像を示しながら、深刻そうな表情で告げた。心臓から発して腹部を巡る大動脈の周辺には、多くのリンパ節が点在している。これらは、傍大動脈リンパ節（大動脈周囲リンパ節）と総称される。胃の周辺のリンパ節に明らかな腫れが3ヵ所も確認されたというのである。

「しかも転移しているリンパ節が動脈に接しているために、リンパ節の摘出は難しそうです」

検査のために来院して以降、和田さんは、胃がんが発見され、胃を全摘出すると言われ、転移があるが摘出できないと言われ、サンドバッグのように打撃を受け続けた。

「とりあえず胃の全摘手術を行って、リンパ節への転移は抗がん剤でたたくことにしましょう」

和田さんは、思考する気力もなく、ただ主治医の言葉を受け入れるしかなかった。

手術は予定どおり4月14日に行われ、間髪を入れず抗がん剤による化学療法が開始され、和田さんは、静脈注射と飲み薬の両方で抗がん剤を浴びせられることになった。

副作用に苦しめられながらも和田さんは、快復を祈りつつこの治療に必死に耐えた。しかしリンパ節の腫瘍が縮小する様子はみられず、期待した成果を得られないまま2ヵ月以上が過ぎた。そして7月に入ると、主治医は、苦闘する和田さんに追い打ちをかけるような宣告をした。

「余命2ヵ月から半年」

そう宣告されても、患者は延命を願いながら、抗がん剤の副作用に耐えるしかない。しかしどんなに苦しい思いをしても、快復の可能性はゼロということだ。

そんなとき、知人が、私のクリニックの治療について教えてくれたという。現代西洋医学とはずいぶんと異なる治療法で、進行がんや末期がんの患者が快復しているという情報である。

四国の自宅から横浜の私のクリニックまで通うのは、体力的にも経済的にもきつい。しかし和田さんは、直感的に「これにかけてみるしかない」と思ったという。

微小ながんも見逃さない共鳴反応検査

こうして和田さんは、2010年7月12日に、四国からはるばる横浜にある私のクリニックにやってきた。余命宣告を受けたダメージと抗がん剤の副作用、そして長旅によって顔色は青ざめ、かなり憔悴《しょうすい》してみえた。

さっそく私は、和田さんの体をチェックした。

一般の医療機関でがんの検査を行うといえば、まずX線やCT、MRI（Magnetic Resonance Imaging 磁気共鳴画像装置）による画像診断を行う。従来のがん医学・医療では、がん細胞を視覚的に発見し、これを殺すことに目標が定められてきた。そしてその後に施される「標準治療」といわれる、手術によるがん病巣《びょうそう》の切除、抗がん剤投与、放射線照射の「三大療法」が、現在のがん治療の主流だ。

しかし私のクリニックには、大学病院にあるような設備はまったくない。

CTやMRIがないばかりか、エコー（超音波）診断装置すらない。手術の設備や入院患者を収容するベッドもない。あるのは簡単な検査のキットと治療器具だけ。これで、検査、治療のすべてを行っている。

私が駆使する診断法は「共鳴反応検査」と呼ばれている。

体内のがんの有無を、患者自身の筋力反応をチェックすることで知る方法だ。

この検査には、がん遺伝子や各部位のがん細胞の組織標本が活用される。もし体内にがん細胞があると、こうした組織標本を近づけるだけで、患者の体内のがん細胞が組織標本と「共鳴」する。この共鳴によって体の筋力が瞬間的に弱まる。そこで筋力を確認することで、がん細胞が体のどこにどれだけ存在するかがわかる。

しかもMRIやPET(Positron Emission Tomography 陽電子放射断層撮影)で判読するより、はるかに微小ながん腫《しゅ》を探し出すことができる。検査の所要時間は10分、かかっても20分程度である。

この共鳴反応検査の結果、確かに和田さんには、胃を中心に非常に強いがんの反応(がん活性)があり、肩甲骨のあたりから下腹部のへそのあたりまで広がっていた。

その反応の強さは、まさに末期がんのそれだった。

マイクロ波照射療法

体内のがんの存在を詳細に確認したところで、私は、和田さんにマイクロ波を照射することにした。小さな箱型の2台の「マイクロ波発生装置」の間に立ってもらい、和田さんにマイクロ波照射を開始した。

マイクロ波照射療法は、私が12年以上実践しているがんの治療法である。

遠赤外線より周波数が低い電磁波であるマイクロ波を体外から患部めがけて照射する。患者

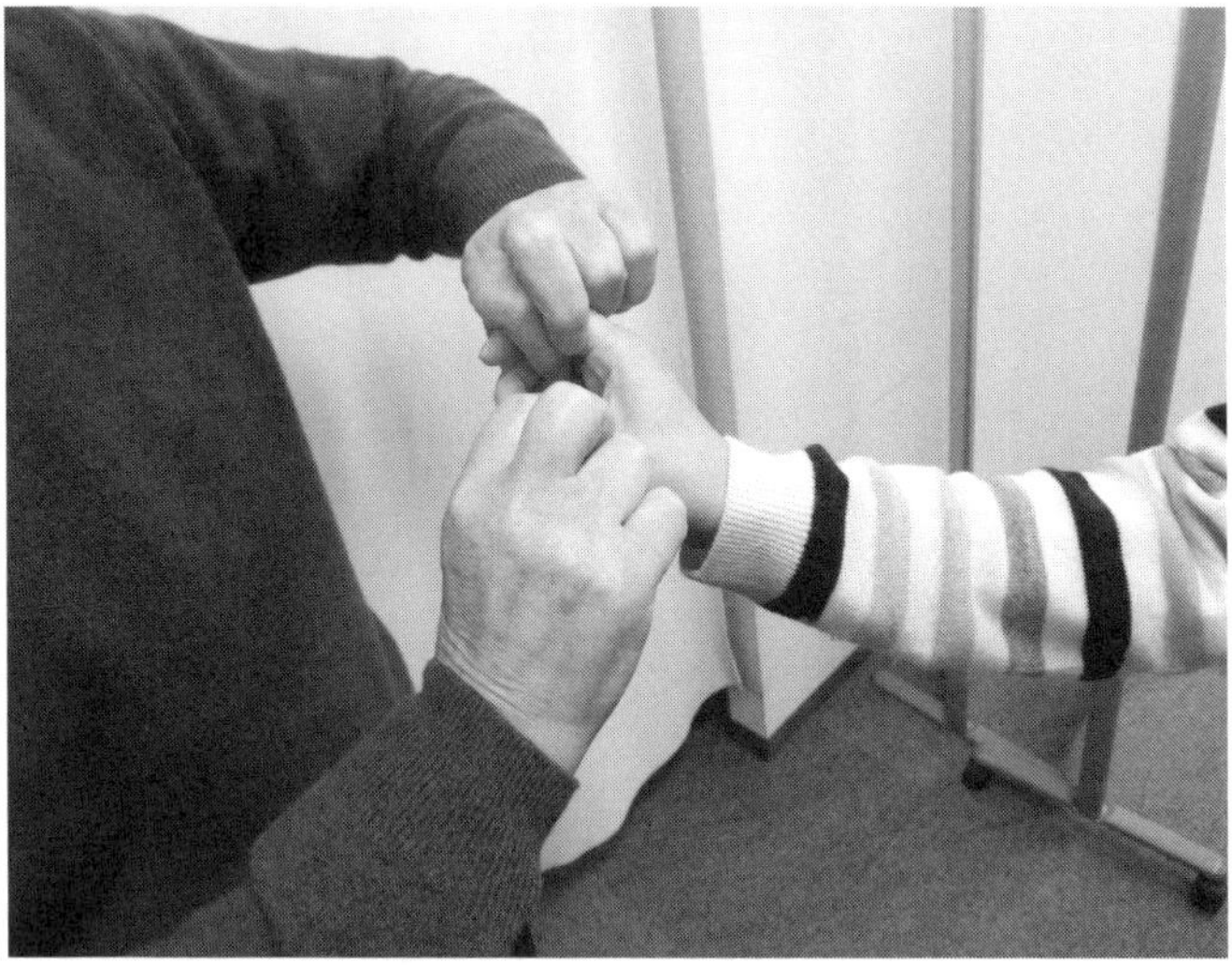

指の筋力反応でがんの有無を検査する共鳴反応検査

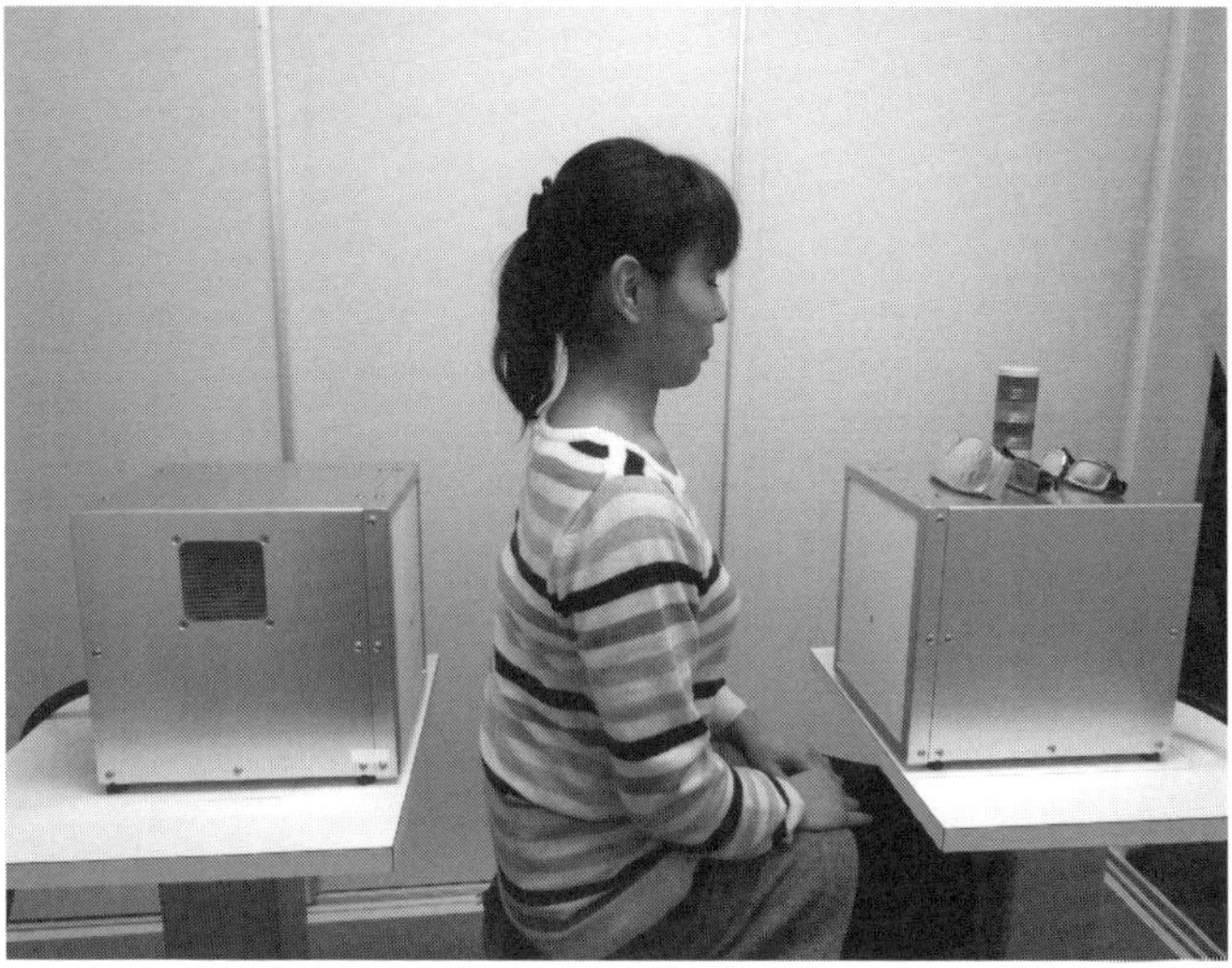

マイクロ波発生装置での治療

さんは、来院したままの服装でかまわない。脱衣したり、検査衣に着替えたりといった手間は不要である。体の自由を奪うような拘束もなく、2台のマイクロ波発生装置の間で、立ったり、いすに座ったりして、マイクロ波の当たる照射エリアを調整するだけである。1回の照射時間は6秒。これを症状に応じて何回か繰り返す。

「おなかが温かくなってきました」と和田さんが言った。

マイクロ波を照射されると、2秒ほどで体の中心部がホワッと温かくなり、その感覚はかなりあとまで残る。外部から温熱を与えられている感じとは異なり、体の中に温かなものが入り込んでいるような感じだ。「じんわりとした温かさ」「ほっとするような温かさ」などと表現される心地よさを覚える。

ただし、がん細胞がある場合、その部分は刺すような熱さを感じる。これはがんがダメージを受けていることを示すサインである。

「熱さは強くないですか?」と私は尋ねた。

「ええ、少し。でも大丈夫です」と和田さんは穏やかな表情で答えた。

がん細胞が弱ってくると、それに比例して刺し込むような熱感も減っていく。早期のがんであるほど、熱感は弱い。これは逆に見れば、この熱さをともなう痛みが、がんの進行度の指標となっているということである。

マイクロ波照射療法は、部位によっても異なり、手術をしているかいないかでも異なるが、治癒率は70％以上で、進行がん、末期がんに限っても50％以上の実績をあげている。

しかも抗がん剤や放射線などの治療法につきものの苦痛がいっさいない。これまで副作用や後遺症に関する患者さんからの訴えは一件もない。そのうえ入院は不要であり、患者さんは、日常生活を送り、仕事をしながら、その合間に来院する。

結局この日、和田さんには逐次体を移動してもらい、胸部から下腹部まで1回6秒間のマイクロ波照射を25回行った。5分ほどの時間を要したが、これは通常のケースと比べ、かなりの長時間である。一度の診察でマイクロ波を25回も照射することは少ない。ただ和田さんのがんはかなり進行している。しかも四国からそう頻繁に横浜には来られない。だから、まさに祈るような思いでマイクロ波照射を重ねたのだ。

最後にまた共鳴反応検査で治療の成果を確認したが、25回照射したからといって、和田さんのような強力ながんが、その反応をたやすく消滅させるはずはなかった。こうして初回の治療を終了したが、次の来院はかなり先になるとのことだった。実は、地元の赤十字病院で2ヵ月に及ぶ抗がん剤治療が予定されていると和田さんは教えてくれた。

「この状態でまだ抗がん剤を投与するのか……」

私は暗澹《あんたん》たる気分になった。

和田さんのような病状の場合、現代西洋医学的な治療では、抗がん剤を投与するしかないことは確かだった。しかし、余命宣告がなされた患者に抗がん剤を投与する根拠があるとすれば延命効果しかない。抗がん剤の副作用に苦しみながら、ほんのわずかな時間、生きながらえることの意味が私にはまったく理解できない。むしろ死期を早める可能性のほうがはるかに高いからだ。

案の定、和田さんの抗がん剤に対する副作用は、日を追って強くなり、結局、1ヵ月で中止せざるを得なくなった。この段階において、赤十字病院では、緩和ケア（終末期医療）の段階に移ったという。安らかに旅立つための準備が始まったということだ。まるで抗がん剤の副作用に耐えられなかった罰でも受けるかのように……。

「隠れキリシタン」の快復

幸か不幸か、それが私にとって和田さんへの本格的な治療の開始となった。

2回目の来院は2010年9月12日だった。

共鳴反応検査の結果、この2ヵ月間でがんがまた進行していることがわかった。反応が明らかに強くなっているのだ。

それから週1回のペースで共鳴反応検査とマイクロ波の照射を続けた。驚いたことに和田さんの体はマイクロ波によく反応し、5回目の治療を終えたころ、がんの反応に低下の兆《きざ》しが見えた。私は、「何とかなるかもしれない」という期待を抱いた。

そして7回の治療を終えたあとの10月19日、四国の赤十字病院で行った検査で、腫瘍マーカーの値が半減したことが確認された。消化器系がんになると、血液中にCA19-9という物質が増加し、症状が重くなるにしたがって増えていく。そのCA19-9の血中濃度が前回より半減し、基準値（正常値）に近くなったというのだ。

赤十字病院の和田さんの主治医は首をかしげていたという。なにしろ赤十字病院では、もう緩和ケアしかしていない。症状が改善される可能性はまったくゼロのはずなのだ。

私の患者さんの多くは、大病院の主治医に、並行してこの風変わりな治療を行っていることを伝えていない。主治医から「邪教に走った」と思われ、冷遇されることを怖がり、「隠れキリシタン」として生きているのだ。和田さんも「隠れキリシタン」のひとりである。

同年10月下旬の段階で和田さんは、「体が楽になってきました」とうれしい感想を伝えてくれた。そして11月10日に来院したときには、顔色に少し赤みが差し、外見的にも改善が明確になっていた。

快挙は12月に起きた。

12月初旬、赤十字病院で行われたCT検査で、3個あったリンパ節の腫れのうちの2個が消え、12月末のCT検査ではついにすべてのリンパ節の腫脹が消失したのだ。

「こんなこともまれにあるんです」

赤十字病院の主治医は、こともなげにそう言ったという。「余命2ヵ月から半年」と宣告した患者が、みるみる快復に向かっている状況を、主治医はどのように理解しようとしていたのだろうか？

「隠れキリシタン」の快復の理由を主治医は知らないのである。

がん活性を消滅させる

ただし、和田さんへの治療がこれで終わったわけではない。2010年末段階での共鳴反応検査では、まだ「がん活性」が残っていたからだ。

現代西洋医学では、がん腫が完全になくなることをがんの完治と定義しているが、CEATでは、がんの活性（エネルギー）が消滅しなければ、完治とは言わない。

がん治療の本質は、がん〝細胞〟を縮小または消滅させることではなく、がん活性を消すことであるからだ。

がん活性とは何か？

がん活性とは、正常細胞の遺伝子をがん細胞の遺伝子に変えてしまう非常に強いエネルギーのことである。

このエネルギーによってがんの遺伝子を持った細胞は、周囲の正常細胞の遺伝子をがん細胞の遺伝子に変えていく。これががん細胞の発生だけでなく、手術後の再発や転移といったがん治療の問題を引き起こしていく諸悪の根源なのである。

ＣＴなどの画像検査で確認できるがん腫の大きさは１㎤、１ｇ程度だが、この大きさのがん腫には10億個のがん細胞がある。この数になるまでには、がん化した細胞は分裂・増殖を繰り返し、それに加えて、周辺の細胞をがん化させることでも増加していくことが近年の研究で明らかになっている。この周囲の細胞をがん化させていくのが、がん活性である。

だからＣＴ検査で腫脹が確認されなくなったといっても、患者の体内にがん活性が残っていれば、それはいずれがん腫にまで成長する危険性が高い。そこで和田さんへのマイクロ波の照射は、２０１１年にも続けられた。

がん活性が完全に消失したのは、24回目の来院となった２０１１年3月19日である。

「和田さん。がんのエネルギーが完全に消えましたよ。もう大丈夫です」

そう私が言ったとき、彼はとてもうれしそうな表情をした。がん発覚から1年弱、ＣＥＡＴ

の治療を開始してから8ヵ月目のことだった。以来、2013年8月末の検査でも異常は確認されていない。

2013年9月、和田さんから短い手紙が届いた。

「前田先生、いつもお世話になりありがとうございます。毎日仕事に行くことができて、とっても充実した日々を送ることができております。ありがとうございます。感謝の気持ちでいっぱいです。先生もお体を大切にされてください」

和田さんは、現在も半年に1回のペースで経過観察に来てくれている。

私のクリニックで演じられるのは、みな、こうした結果の予測できない「壮絶なドラマ」である。

定期健康診断で初期の悪性腫瘍が見つかって、早々に私のクリニックにやってくる患者さんはほとんどいない。まずは大規模な病院で治療が行われる。そして和田さんのように、不運にも治療の成果がみられずに進行の度を増してしまったり、再発・転移が確認されたりした後に、たまたま私のクリニックの存在を知り、来院する例がほとんどである。

しかし、それだけに治療が成功し、快復していく患者さんを見る喜びは筆舌に尽くしがたい。

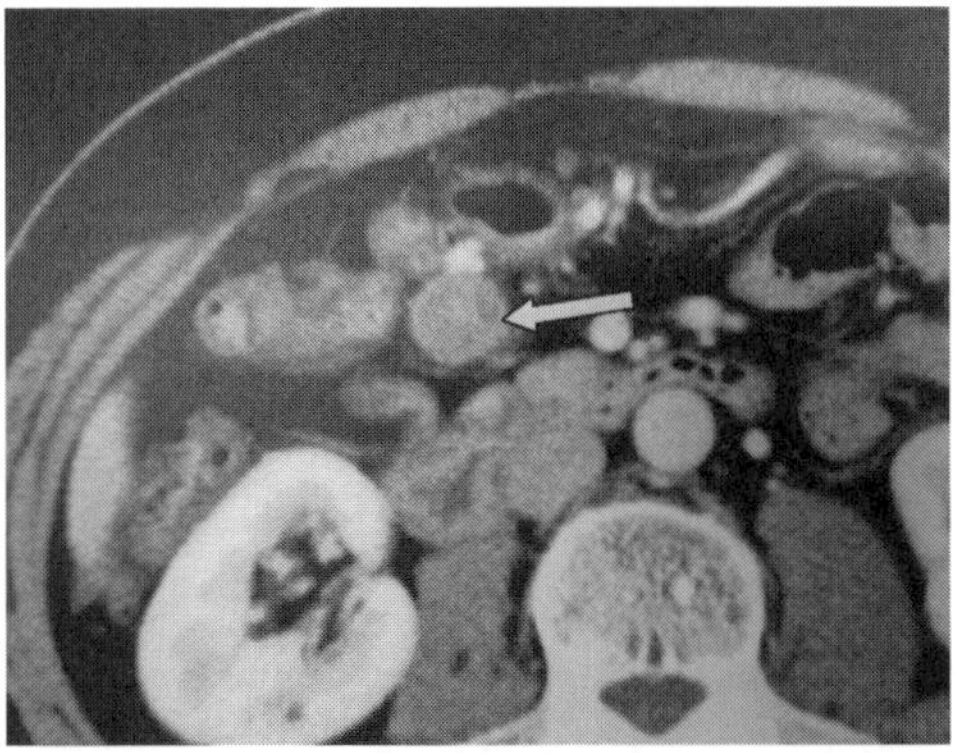

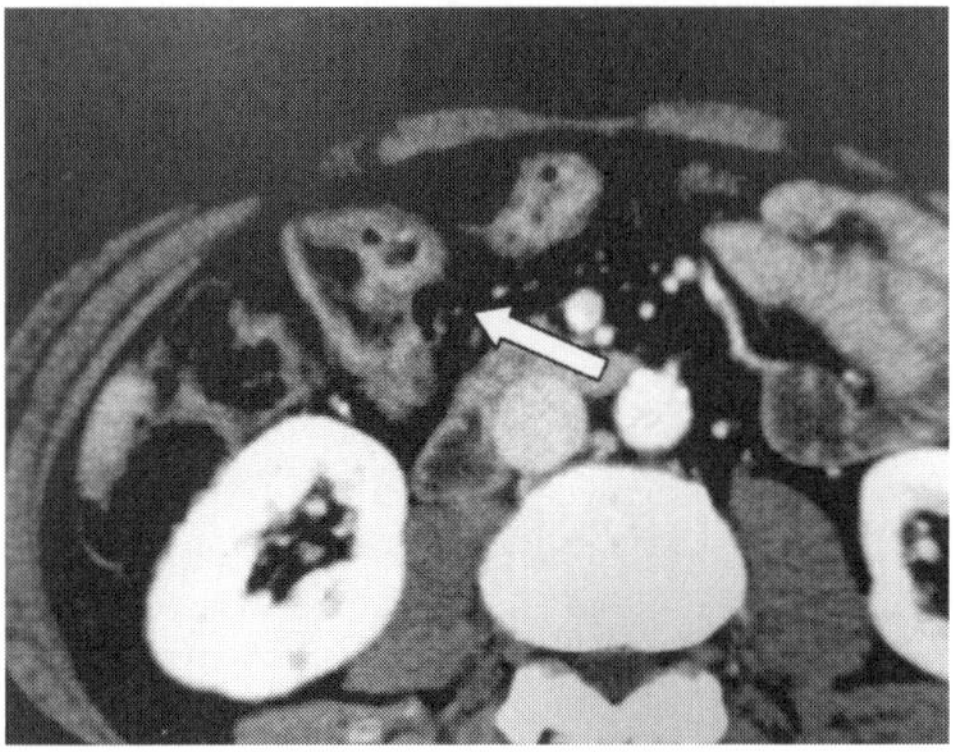

2010年4月のCT画像（上）で確認された和田さんの腫瘍（矢印）が、2012年10月のCT画像（下）では消失していることがわかる

おもな臓器の治癒率　全がん協とCEATの比較

【全がん協データについて】

全がん協は、独立行政法人国立がん研究センターをはじめとする全国のがんセンター等の31医療機関の協議会で、正式名称を「全国がん(成人病)センター協議会」という。

本表のデータは、2001年から2003年までの症例における「5年生存率」のデータである。病期Ⅰ～Ⅳの4段階のうち、病期Ⅰ・Ⅱを前期、病期Ⅲ・Ⅳを後期としておもな臓器ごとの「5年生存率」を示している。

「5年生存率」とは、がんが発覚して5年後にも生存している患者の割合のことで、再発や転移等で治療中、入院中の患者も多い。5年を過ぎて亡くなる患者も多く、「治癒率」とみなすには無理があるが、現代西洋医学の世界では、こうした方法によるデータを治癒率とみなすことになっている。

【CEATのデータについて】

これに対して、CEATのデータは、2001年から2009年の間に、他の医療機関において、がんと診断されて来院した約3000人の患者さんのうち、一定期間以上治療を継続した患者さんの治癒率である。左表のように13のおもな臓器のがんにおける対象患者は、2257人である。

ここでいう「完治」とは、マイクロ波照射によって、共鳴反応検査のがん活性がゼロになり、以降2年以上、がん活性が確認されていない状態のことを言う。CEATによって治療を行い、がん活性が消え、その後、2年間、がん活性が見られなかった患者さんで、その後に再発した例を私は確認していない。

こうした患者さんたちは、健常者として通常の生活が営めており、全がん協の「5年生存率」とは意味が大きく異なる。なお、共鳴反応検査でがん反応が消失しても、2年以内に経過観察を中断してしまった患者さんは、患者数にも治癒者数にも加えていない。

さらに付け加えるなら、私のクリニックを訪れる患者さんのほぼ全員が、罹《り》患《かん》（がん発覚）後、標準治療を受けている。CEATの治療を開始するまでの期間は、1年以上が多く、手術、抗がん剤を繰り返し、2年以上という例も多い。ここからCEATの治療が行われ、がん活性がゼロになるまで治療が行われる。つまり、罹患からがん活性が2年以上ゼロの状態になるまでの期間は、罹患からCEATの治療に至る期間と、CEATの治療でがん活性が消滅するまでの期間と、その後の経過観察期間2年の総計であり、5年を超える例が多い。

がんの部位	進行度	全がん協治癒率	CEAT治癒率データ				
			患者数	前期・後期別患者数	完治人数	治癒率	備考
甲状腺がん	前期	99%	56	52	52	100%	
	後期	83%		4	3	75%	手術実施
喉頭がん	前期	91%	11	2	2	100%	
	後期	54%		9	7	78%	手術実施
肺がん	前期	73%	378	211	150	71%	
	後期	13%		167	42	25%	手術実施
食道がん	前期	61%	33	25	8	32%	
	後期	18%		8	4	50%	手術実施
乳がん	前期	96%	298	201	181	90%	80%が手術を受けている
	後期	61%		97	61	63%	
胃がん	前期	93%	265	83	74	89%	手術実施 スキルスを除く
	後期	21%		182	116	64%	
大腸がん	前期	93%	314	138	112	81%	手術実施
	後期	52%		176	98	56%	
肝臓がん	前期	37%	50	31	20	65%	
	後期	13%		19	6	32%	手術実施
膵臓《すいぞう》がん	前期	18%	43	30	25	83%	
	後期	2%		13	2	15%	手術実施
子宮がん	前期	90%	153	111	86	77%	手術実施
	後期	46%		42	24	57%	
卵巣《らんそう》がん	前期	85%	187	150	120	80%	手術実施
	後期	36%		37	20	54%	
前立腺がん	前期	100%	423	393	393	100%	手術実施
	後期	76%		30	24	80%	
膀胱がん	前期	90%	46	39	35	90%	
	後期	41%		7	4	57%	手術実施
		総計	2257	2257	1669		

出所：全がん協、アドバンス・クリニック横浜調べ

第2章
マイクロ波の威力

苦痛や副作用をともなわないマイクロ波照射療法

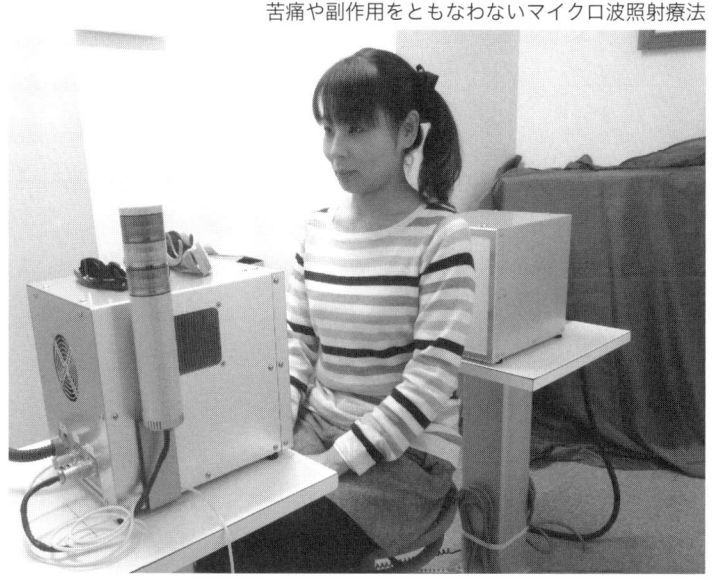

手術も放射線治療もできない

東京都在住の飲食店経営者・城康弘さん（仮名）は、68歳だった2010年の新年早々から、足の付け根に違和感を、背骨には痛みを感じたという。その感覚がまったく取れないことに不安を覚え、社団法人が運営する総合病院に行き、2010年5月に泌尿器科の専門医が主治医となった。

「前立腺がんです」

数日後、主治医は城さんにそう告げた。

「転移していなければ、前立腺がんは、そんなに怖いがんではないです。転移の有無を調べましょう」

前立腺がんは骨への転移が起こりやすい。さっそく骨シンチグラフィーによる検査を行うことになった。骨シンチグラフィーとは、放射性同位体を含んだ薬剤を注射し、シンチカメラという装置で撮影する検査法で、骨組織への放射性同位体の集まり方によって、腫瘍の有無を調べる。

「残念ながら骨転移がありました」

主治医はシンチグラフィーの画像を見ながらそう言った。ある程度の知識を仕込んできていた城さんには、その言葉の重大さが理解できた。

前立腺がんは、進行が遅く、5年生存率は80%前後と高いが、骨転移がみられる進行がんでは5年生存率は30%程度に大きく低下する。

「かなり広範囲です。頭蓋骨《ずがい》の後頭部、脊椎《せきつい》のすべて、肋骨左側の6番目（左第6肋骨）、右肩甲骨、腸骨、両股関節に転移しています。そしてほかにも小さな転移は無数に広がっています」

主治医は暗い表情で説明した。

「これだけ転移が広範囲に及んでいると、お気の毒ですが、手術は不可能です」と主治医は続けた。前立腺自体の手術も無意味ということだ。

「しかも骨転移の範囲が広すぎて、放射線治療もできません」

「それじゃ、助からないんですね？」と城さんは尋ねた。

「もっとも進行した第Ⅳ期に分類されるので余命は2年というところですが、全力を尽くします」と主治医は言った。

予想をはるかに超えた主治医の冷酷な宣告に、城さんは死を覚悟せざるをえなかった。

骨転移があり、手術も放射線療法も不可能な前立腺がんの場合、延命治療として、抗がん剤による化学療法とホルモン療法が行われることになる。それに加え城さんは、背骨の痛みを抑えるためにストロンチウム89という薬品の点滴を受けることになった。

城さんは、肥満体型であり、食生活は肉食中心だったが、がん発覚以降は、医師の勧めもあり、玄米菜食に切り替え、治療に専念した。

しかし治療の効果は確認できなかった。やはり主治医の「余命2年」は正しいということか。

半年で骨転移3ヵ所が消失

別の治療が必要と感じた城さんが、私のクリニックにやってきたのは2010年12月9日だった。友人から紹介された私の著書を読んだ城さんは、さっそく予約を入れてくれたのだが、数ヵ月待ってもらわざるをえなかった。

ようやく初診日を迎えた城さんに対して、さっそく私は共鳴反応検査を行った。その結果は、彼の説明どおりで、体全体の骨にがん活性が広がっていた。ここまで転移している例はあまりお目にかからない。私は、内心「難しいかな」と思った。

共鳴反応検査の結果をもとに、城さんにマイクロ波を照射した。

1回6秒間のマイクロ波照射を頭部から体幹まで、広範囲に照射しなければならない。城さんに逐次体を移動してもらい、マイクロ波を10回以上照射した。ただしその所要時間は5分にも及ばない。これで初診の治療は終了である。

それ以降、週3回のペースで城さんは通院してくれた。予測どおり、がん活性は異常に強く、衰える様子をみせなかった。

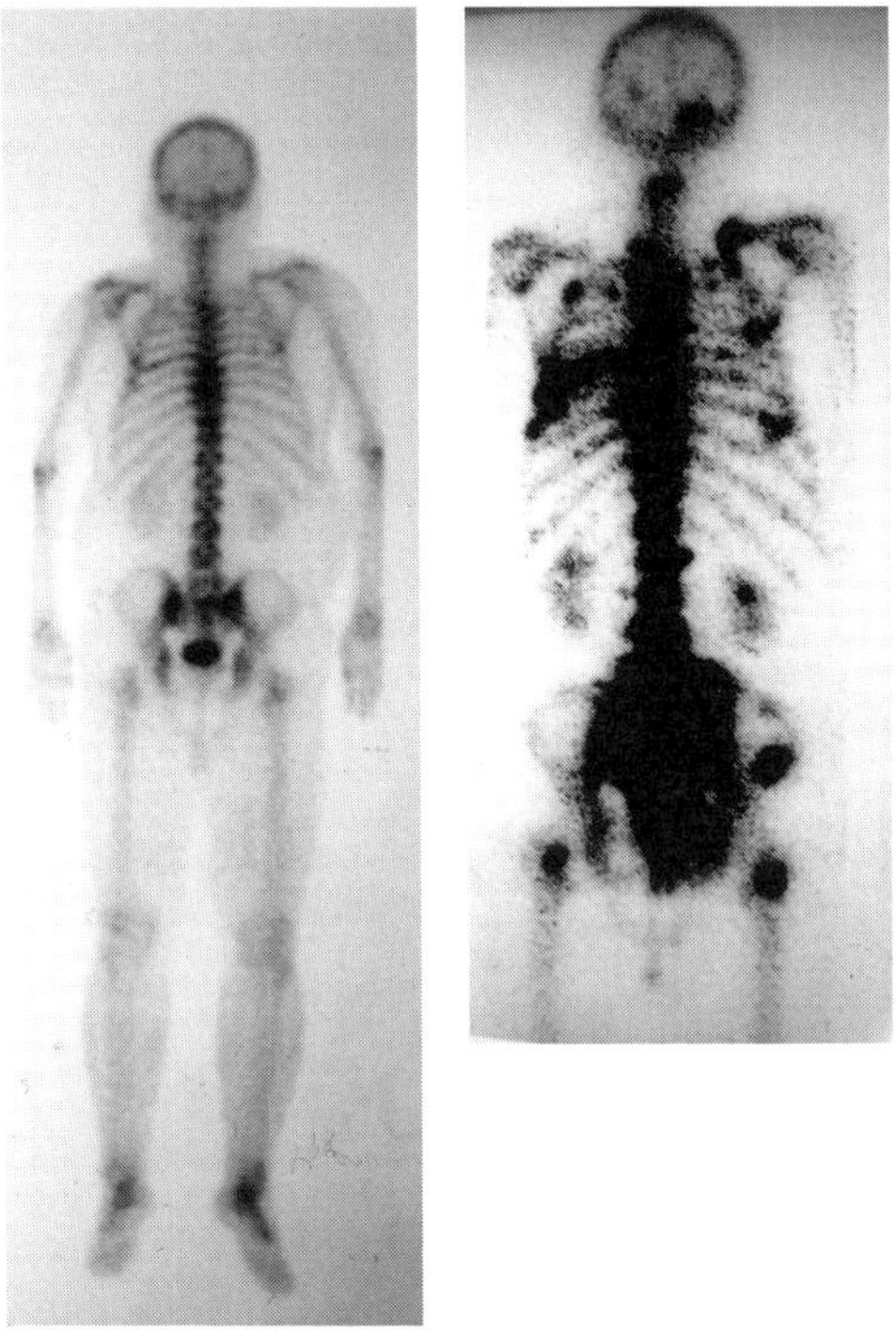

右写真の2010年5月の広範な骨転移が、左の2011年6月では、かなり消失している

しかし11年2月、がん活性の低下が初めて確認された。

「いけるかもしれない」と私は期待を抱いた。

さらに4ヵ月の治療を続けた後の6月2日、城さんは、当クリニックと並行して通院していた総合病院で骨シンチグラフィーの検査を受けた。すると、第8胸椎、第10脊椎と左第6肋骨の3ヵ所以外の骨転移像が消えていた。半年に満たない期間で、これだけの改善がみられたのは期待以上の成果だった。

しかし、城さんのがん活性の頑強さは、当初の感触どおりだった。その後、週1回のペースで治療が続けられたが、がん活性は容易に低下する気配をみせなかった。

そして1年後の2012年5月、骨シンチグラフィーでは、第6と第8胸椎に点状の転移像が残るのみにまでこぎつけた。前立腺がんのがんマーカーであるPSA（Prostate Specific Antigen 前立腺特異抗原）も正常だ。つまり城さんは、現代西洋医学的には正常といえる状態にまで快復したのである。

ただし、2013年1月の時点でも、共鳴反応検査でのがん活性は完全には消失しておらず、下腹部にしぶとくがんの反応が確認されたので、現在も2週間に1回のペースで、治療を行っている。

いずれにしても初診から2年を過ぎて、城さんは死の危険から完全に脱した。

即効性があるマイクロ波

私は、このマイクロ波発生装置による治療は、現存するがん治療法の中で最強であると確信している。城さんのように、おびただしく骨転移が広がった患者を治す手段は、ほかに存在しないからである。

もちろん過去に、症状が速やかに改善しない患者さんもいたが、マイクロ波照射療法によって容態が悪化する例は皆無だった。しかも治療中の患者さんに苦痛も不自由も強いない。

そしてマイクロ波照射は、即効性が何よりの特長だ。ＣＥＡＴの健康診断で、超早期にがんの芽を発見した場合、その日のうちにがんが消えることもあるのだ。

私のクリニックでは、来院した患者さんに、まず共鳴反応検査を受けてもらう。そしてがん活性が確認されれば、その部位にマイクロ波照射を行う。そして最後にふたたび共鳴反応検査で治療の効果を確認する。

この段階でがん活性が消失しているという例は少なくない。数秒のマイクロ波照射で、がん細胞あるいはがん活性細胞が死滅するという信じられない現象が起こっているのである。

来院早々にがんが判明し、その日のうちにがんが消え、何事もなかったかのように帰って行く患者さん。このような人々は、その後数年の経過を見ても再発する例はきわめて少ない。超早期発見、早期治療は再発率も低下させるのである。

これまでの経験では、がんの段階が初期であればあるほど照射回数は少なくてすみ、よりよい効果が期待できる。しかし進行して骨に転移している場合や、腹部のがん腫が破裂して腹腔《ふくくう》内に散らばって増殖する腹膜播種《はしゅ》など比較的重症の場合は、1日2回照射または連日といったように、ダメージを受けたがん細胞が再増殖する前にまた照射する。こうしたマイクロ波の集中治療の効果には自信をもっている。

将来、入院施設のある病院でこの療法が実施されれば、時間をあけて1日に2〜3回とマイクロ波を照射することで、さらによい結果が期待できるかもしれない。

副作用も後遺症もない

そしてすでに述べたように、後遺症といえるような弊害が皆無である点もほかのがん治療法との大きな違いである。

初めてマイクロ波を照射された患者さんで、体力が低下した人やがん末期の人は、少し多めに照射されると照射後、疲れを感じる場合がある。しかし一晩寝ると快復する。またそうした人でも慣れてくると疲労感はなくなる。

一方、がんのエネルギーがきわめて強い患者さんの場合、数回照射しても活性に変化がない。やや進行したがんの場合は「長期戦」を覚悟しなければならない。進行度が進めば進むほどがん活性は強大になるので、マイクロ波の回数も増え、治療効果が現れるまでに時間がかかる。

ここではがんの「分化度」も大きく影響する。

細胞が分裂して成熟していくことを分化といい、未分化とは、まだ特定の臓器や器官の細胞になっていない状態をいう。これが、低分化、中分化、高分化と分化が進んでいくと、細胞の成熟度が高まる。これはがん細胞にも当てはまることで、未分化のがん細胞というのは、未熟で性質を確認しにくい状態であり、低分化のがん細胞は、成熟度が低い細胞ががん化したものである。これに対して、高分化のがん細胞は、成熟し、臓器・器官の部品として安定した状態の細胞ががん化したものである。

このように説明すると、高分化のがん細胞のほうが頑強なように思えるかもしれないが、未分化、低分化のがん細胞ほど不安定で活力に富んでいる。つまり活発に増殖し、変幻自在に転移をする能力をもつので、やっかいなのである。

また遺伝性のがん、C型肝炎やB型肝炎の基礎疾患のある肝がん、小細胞がんのある肺がん、スキルス性胃がん、卵巣の明細胞がんなどもがん活性は強い。

一方、治療の方法は、がんの部位によって異なることに加え、個々のがんの経緯によっても異なる。

たとえば、肝がんは1回のマイクロ波を少なめに照射し、回数を増やすほうが効果的であり、前立腺がんは、遠赤外線温灸器の治療と併用することで手術が不要になる例もある。遠赤外線温灸器については、あとで詳しく述べるが、私のクリニックに通ってくれている患者さんには、自宅でも遠赤外線温灸器による治療をお願いしている。前立腺がんと比べると、同じエリアであっても膀胱がんや腎臓《じんぞう》がんは治療が長引く傾向がある。

さらに長期間の照射でもまったく活性が衰えない頑固ながんが、突然ガクンとエネルギーを低下させることも多い。ただしこうした場合、がん活性がまた復活する危険性は高い。がん活性の低下と復活を繰り返しながら段階的に減弱していくという例も数多いのだ。

このようなマイクロ波照射におけるがん腫の多種多様な反応を、私は日々経験し、攻撃の作戦を練っている。

熱ががんを殺す

では、なぜマイクロ波ががんを殺傷するのか？

マイクロ波発生装置から発されるマイクロ波には、さまざまな作用があるが、治療効果としてまず挙げられるのは温熱効果である。

39～41℃前後に加温されると、人間の体内では、リンパ球やNK細胞などの免疫細胞が活性化することが確認されている。インフルエンザをはじめ多くの病気が発熱を伴うのは、ウイルスや細菌などが高熱に弱いことと、免疫細胞が活性化することを狙った体の自然の防御システムだ。これは、温泉での湯治をはじめ、有史以来、人類が活用してきた治療法である。

がんが進行してくると、患者の体温は低下してくるし、冷え性の人にがん患者が多いのも確かだ。実際、がんのある部位に掌《てのひら》を当てるとほかの部位よりも冷たく感じる。また、がん患者が、インフルエンザをはじめとした感染症になって長期間高熱が続いたのち、がん腫が消えていたという例は少なからず報告されている。

がん治療の場合、ここには2つの作用が考えられる。

ひとつは、温熱による免疫力の強化である。そしてもうひとつは、温熱自体によるがん細胞殺傷効果だ。

この温熱による治療効果については、私自身が身をもって体験している。そして、その体験こそが、このCEATという治療法にたどり着く「旅」の始まりだったのだ。

神様のプレゼント

私が医師として最初に選んだ道は外科医だった。

医師になって10年後に小児専門の病院へ派遣された。その対象患者は、先天異常ややけど、けがで、通常とは異なった外観を持つ子どもたちである。彼らの欠落した部分や失った部分を、子どもたち自身の組織を活用し、外見的にも機能的にも、健常に近い状態に修復する小児再建外科という形成外科の一分野である。

通常とはずいぶん異なる容貌《ようぼう》で生まれてきた乳幼児や、やけどやけがで大きく容貌を損なってしまった子どもたちを目の当たりにするのはつらいが、そうした子どもたちに「生きるための武器」を提供する医療に私はやりがいを感じた。華々しい実績とは縁が薄いが、頭と手を必死に使い、工夫に工夫を重ねて、重荷を背負う子どもたちが人生を切り開いていくためのお手伝いをするという役割を天職と信じた。代々、カトリック信者の家に生まれたことも、私の職業選択の背中を押したのかもしれない。神に声援を送られているような思いとともに、40年間、私は闘ってきた。

そして神奈川県立こども医療センター形成外科で部長を務めていた私は、1991年に東京女子医科大学から招かれ、助教授に就任。担当は「小児の外傷、奇形の再建外科」である。

そして、6年後の1997年、私は東京女子医大の教授に就任した。思えば、このあたりから、私には新しい人生が与えられたのかもしれない。

教授就任間もない1997年の初夏、東京女子医大での定期健康診断で私は「前立腺がん」という診断を受けた。

それまで私は、がんの患者さんの手術も行ってきたから、がんとの闘いがどれほどしんどいものか、よく知っていた。がん患者としての苦痛に満ちた日々、そしてその後に待ち受けている死の影。私は、思いのほか狼狽《ろうばい》した。

がんの専門医ではなかったが、がんとの付き合いはあった私は、以前から、がんについて研究したいという思いを抱いていた。がんが再発・転移を起こすメカニズムを探究し、それを防ぐ方法を編み出したかったのだ。いつからという具体的な心積もりがあったわけではない。しかし、自分ががん患者になったことで、それは切実なテーマとなった。

温熱療法との出合い

私は、2年前の1995年夏に東京で開催された講習会を思い出していた。

生来好奇心の強い私は、暇を見つけては、いろいろな勉強会や講習会に足を運んでいた。その講習会は、三井と女子《めこ》さんという人が講師を務める「第1回日本がんコンベンション」という講習会だった。

がんコンベンションは、アメリカがんコントロール協会日本支部というNPO法人が主催するものだった。アメリカがんコントロール協会は、1973年にアメリカで設立され、主としてがんの代替療法の探索、検証、情報提供を行ってきた非営利、慈善事業団体だという。代替医療とは、鍼灸療法や漢方薬、気功、整体、各種サプリメントなどを病気の治療に活用する医療、つまり現代西洋医学以外の医療の総称で、「相補医療」「補完医療」とも言われる。この協会の日本支部が1994年に設立され、1995年に「第1回日本がんコンベンション」が開催された。

そのとき私は、アメリカで代替医療が市民権を得ていることを知った。1980年代以降、アメリカでは、代替医療の研究や利用が盛んになり、がんの治療にも活用されているという。その推進機関のひとつがアメリカがんコントロール協会というわけだ。

講師の三井と女子さんは、山梨女子師範学校を卒業し教職についていた人で、定年退職した1975年に医療の道に入る決意をしたという。3年間の勉学の末、鍼灸師、指圧マッサージ師、カイロプラクターの資格を取得した。彼女は、灸の効果を遠赤外線の温熱ヒーターで発揮できないかという着想を持ち、その研究を続け、温熱効果と血行促進効果によって自然治癒力を活性化させる「三井式温熱治療法」を確立した。この治療法は、特にがんには大きな効果があるという。アメリカがんコントロール協会日本支部が、第1回日本がんコンベンションの講師に選んだのが三井さんであることからも、その価値を量ることができる。

がんコンベンションで、三井さんは、温熱がどのようにしてがんなどの疾患に効果を発揮するかを、わかりやすく語ってくれた。講演の後には、がんが治癒した患者数名が演壇に上がり、闘病と治療の効果についての体験談を語り、その後に用意された体験治療には多くの聴衆が列をつくった。

当時の私は、「がんは熱に弱い」ということを知ってはいるという程度の知識レベルだったが、講演や体験談を聞いて、温熱療法の価値を知り、非常に興味を持った。そこで私は、がんコンベンションの後、三井さんに連絡をし、教えを乞うためにたびたび千葉県にあった彼女の治療院に通った。

三井さんは、彼女自身が発案して開発された「遠赤外線温灸器」を治療に活用していた。

温灸器から発される75℃の温熱は、1枚の布を通すことで約55℃の温度になり、皮膚に強く当てると70℃くらいに上がる。患部周辺を温めることで滞っている代謝を活発にして、免疫力を高め、がんに対抗できる状態をつくるという。

そんな素朴なメカニズムでがんに勝てるということを信じるのは難しい。

しかしこの遠赤外線の温熱によって、大病院で見放されたがんの患者を彼女は治癒させていた。もちろん私はその時、がんに対する温熱効果を自分の体で試すことになるとは夢にも思っていなかったが……。

自分のがん治療で効果を実感

前立腺がんを宣告された私は、さっそくがん病巣である前立腺にもっとも近い会陰《えいん》部に「遠赤外線温灸器」を当ててみた。すると、焼け火箸《ひばし》を差し込んだような強烈な熱感と痛感に思わず声を上げた。大げさな表現ではない。それは、講習の際、三井さんから聞いていたとおりのがんの自覚症状だった。

ところが、毎日、入念に会陰部に遠赤外線を当てていると、痛みを感じる範囲がしだいに狭くなっていった。後でわかったことだが、この熱感は、がん細胞から放出され、神経細胞に作用して痛みを感じさせるブラジキニンという物質に類した物質によるものだった。これはがん活性が強ければ、それに比例して分泌され、その分、痛みを伴う強い熱感を覚えるが、がんが弱ってくるとあまり感じなくなるという。

それを実証するように前立腺がんのマーカー値がしだいに下がってきた。私は、温熱療法が効果を発揮していることを実感した。

しかし、だからといって、そのときの私に、手術をしないという決断をする勇気はなかった。まだ代替医療のパワーを信じ切るまでのレベルには達していなかったのだ。

私は権威ある大学病院の主治医に言われるままに手術に臨む心積もりだった。ただ「取り出したがんの組織を調べれば、温熱療法の効果が確認できるかもしれない」という期待は抱いていた。

かくして私は、1997年初夏に前立腺摘出手術を受けた。

幸い、手術は成功し、主治医は「がん病巣は全部摘出したから、再発の心配はあまりありません」と言った。

そして、摘出したがん病巣を検査した結果、がん細胞はかな

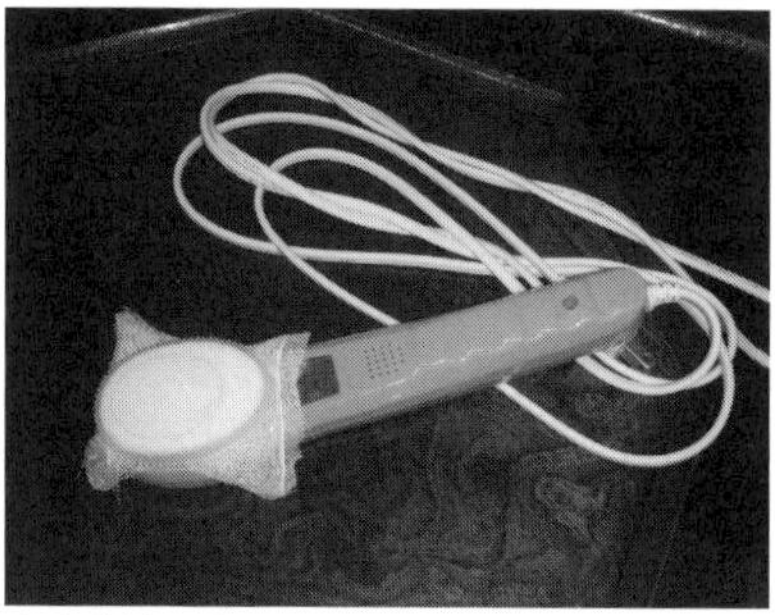

遠赤外線温灸器

り壊死しているということだった。やはり温熱療法は効いていたのだ。

手術の翌年、98年3月に東京女子医科大学を定年退職した私は、個人クリニックを開設し、温熱療法やプロポリスをはじめとするサプリメントなどの代替医療の研究を本格的に開始した。

いつか、がんの再発・転移のメカニズムについて研究したいという若いころからの思いを60代半ばになって実現させたわけだ。それほど進行していないがんの場合でも、手術、抗がん剤、放射線という三大療法を施した後に再発・転移が起こる確率は高い。そうした例を数多く見ながら、がんの再発・転移のメカニズムを研究し、それを代替医療によって治す方法を探ってみたいと思ったのだ。

がんの代替医療に関する著書を著したことも手伝って、横浜のクリニックには、がんの患者さんたちが訪れるようになり、そこそこの治療成果をあげていた。

温熱療法の効果と限界

がんを熱でやっつける温熱療法は、「三井式温熱治療法」だけでなく、これまでさまざまな加温方法が考案されてきた。

すでに1960年代から温熱療法の研究が重ねられ、温熱療法の装置も普及した。

そのいずれもが直面する問題は、体内の浅い部分でがん細胞を高温にするのは容易でも、深部は脂肪層や骨などが障害となり高温にするのが難しいという点だった。

それを解決するため、消化器や子宮などの管腔《かんくう》内に器具を入れて加温する方法や、がん組織内に電極針を入れて加温する方法などさまざまな方法が試みられ、さらに人工透析のように血液を体外に引き出し、これを温めて体内に戻すといった療法までもが考案されていた。

高熱が続いたがん患者のがんが縮小するという現象が数多く報告され、その状態を意図的に発生させるために、人体の深部まで温度を上げる方法に関する研究が重ねられた。

そうした中で、手術、抗がん剤、放射線療法に次ぐ「第4の治療法」と注目された温熱療法が「ハイパーサーミア」だった。

ハイパーサーミアは、サーモトロンと呼ばれる治療装置から電磁波を発し、患部を40〜43℃に加温する治療法だ。ハイパーサーミアで使われるのは、8MHz（メガヘルツ）というマイクロ波よりも周波数が低い「ラジオ波」と呼ばれる電波だ。さまざまな周波数の電磁波が試され、8MHzの周波数が最適とされた。そして1979年、試作1号機が完成し、1984年にはがん治療用具として厚生省（現厚生労働省）の認可を得た。

そして1990年にハイパーサーミアは「放射線療法との併用療法」に限って健康保険の適

用になり、1996年には「放射線療法との併用療法」という制限がなくなり、がん治療に関する治療ではすべての患者に健康保険が適用されるようになった。

サーモトロンに横たわった患者の患部に電波（電磁波）が照射される。その時間は、40～60分とかなり長い。これによって体の深い部分でも42℃以上の温度にすることができ、熱による直接的な殺傷効果と、高温にすることによる免疫力強化の2種の効果が期待される。

ハイパーサーミアの研究者たちは、「体表から10㎝の深さの細胞の温度を上昇させることができる唯一の方法」であると言う。10㎝の深さということは、人体のすべての部位を42～43℃に上げられるということになるから、がん細胞は容易に死滅するはずだ。

普及しないハイパーサーミア

しかし、ハイパーサーミアの評価は、けっして高くない。

まず40分以上という治療時間にもかかわらず、医療費が低く抑えられていることで、医療機関が、ハイパーサーミアをやりたがらないという切ない実情がある。

また、サーモトロンは定価約1億円の高価な医療機器である。どの病院でも導入できるわけではない。

そのうえ、すでに導入している医療機関でも、あまり活用されていないようだ。

その理由は、患者の内臓を高温にするため、治療装置に患者を放っておくわけにはいかず、医師や放射線技師などの看視が不可欠であり、それが40分以上の長時間に及ぶとあって、人件費はかなりのものになる。にもかかわらず、医療費が低く抑えられているのだから、経営の足を引っ張ることになる。

一方、効果に関しては、一定以上あると評価されているのだが、部位による効果の差があり、進行がんに対する効果は限定的とされる。もしハイパーサーミアが、がん細胞のみを42℃以上にすることができているとすれば、がん細胞は死滅し、がんは瞬《また》く間《た ま》に治ってしまうはずなのだが、そこまでの目覚ましい効果は確認されていない。

これに加えて、ハイパーサーミアの治療は患者に身体的負担を強いる。

熱い風呂に入っている感じとも表現されるが、40分以上、熱い風呂に入ることを想像してほしい。しかも体は固定され、まったく動けない。体力の衰えた患者には耐えられない苦痛だ。

また副作用として、皮下のしこりや痛みなどが残る場合があるとされるが、実際には、かなりのダメージを受ける例も少なくない。こうしたダメージは、がん細胞が死滅することに伴うものと、正常細胞にも犠牲を強いていることに伴うものがあると推測される。

そもそも健康保険の適用となった段階で、ハイパーサーミアは「放射線療法との併用」が前提とされ、現在でも放射線療法や抗がん剤による化学療法との併用が一般的だ。ハイパーサーミアは現代西洋医学の研究者たちによって開発され、現代西洋医学に初めて認められた温熱療法ゆえに、あくまでも「三大療法の応援」の役に甘んじている。ハイパーサーミアの健康保険適用は、「温熱療法は効く」ことを現代西洋医学が認めたことの証《あかし》であると同時に、「温熱療法はそれほどすごい治療法ではない」という但し書きでもある。

ハイパーサーミア単独での保険医療では、医療機関は赤字を強いられ、化学療法と放射線療法で稼がなければ経営が成り立たないという奇妙な位置づけは、現代西洋医学が温熱療法にはめた足枷《あしかせ》といってもよいだろう。

温熱療法からマイクロ波へ

クリニック開業から2年半後の2000年11月、私は、「発明と発見の会」というグループの集まりに誘われた。UFOを電磁波で遠隔操縦するといったことに情熱を傾ける「変人」の集まりということだった。こうした集まりに誘われるということは、私も変人の〝資格〟があると見込まれたということだろう。私は参加してみることにした。

会場には15名ほどの人がいた。電気工学系の専門家が2〜3人おり、そのほかは、不思議な現象の科学的解明に興味をもつ一般の人たちだった。

その日の主役が、マイクロ波発生装置だった。

会場に置かれたマイクロ波発生装置から発せられたマイクロ波で数m離れた場所に置かれた電球を点灯させたり、電動ブラインドを作動させたりする実験が披露された。マイクロ波は、光(可視光線や赤外線)と同様の電磁波であり、電波の一角を成す。電波の一種であれば、リモコンのように離れた場所にある電気電子器具を作動させることができるのは特に不思議なことではないが、電源とつながっていない裸電球にエネルギーを送り、電球が点灯する様子には驚いた。

その集まりの直後の2000年末、「発明と発見の会」の会長である市川雅英さんが私のクリニックにやってきた。市川さんは、もともと電気工学の技術者だったが、ある時期から発明家を志す決意をしたという。なるほど市川さんは、発明家というにふさわしい不思議な雰囲気を持っていた。私より1歳下だったがずいぶんと若く見えた。

「がん細胞を殺す装置を開発したので、研究してみてくれませんか」と彼は言った。

彼は、一対の小型の装置を持参していた。そのうちの一台は会場で見たマイクロ波発生装置だった。

「このマイクロ波発生装置は、熱によってがん細胞を殺すんです」と市川さんは言った。

先日の集まりで、私ががんの治療法を模索する医師であることを知り、この装置について相談してみようと思ってくれたのだった。すでにクリニックで温熱療法を実施し、さらに効果的な療法を模索していた私は、「熱によってがん細胞を殺す」という言葉に強い興味を抱いた。

マイクロ波とは、一般的には波長1㎜～1m、周波数300MHz～300GHz（ギガヘルツ）、つまり3億～3000億Hzの電波のことだ。「マイクロ」は「ミクロ」ともいい、「小さい」という意味で、電波のなかではもっとも波長の短い電磁波という意味だ。ちなみに電波とは、電磁波のなかで、周波数が低い（波長が長い）エリアのものの総称である。電波より周波数が高く、波長が短いエリアに遠赤外線がある。

マイクロ波は、衛星テレビ放送用電波やレーダー用電波をはじめ、さまざまな用途に活用されているが、私たちにもっともなじみがあるマイクロ波機器は電子レンジだ。

電子レンジは2・45GHz（波長約122㎜）の電磁波を使って食品を温める器具である。マイクロ波は、赤外線のようにそれ自体が熱をもっているわけではないので、マイクロ波を体に当てても皮膚で熱を感じることはない。しかし物質の内部に浸透して吸収されると、そこに含まれる水分を温める作用があり、水分を含む食品はマイクロ波によって加熱される。

食品と同様に体重の約60％が水である人体も、マイクロ波によって温められるのだろうと私は解釈した。

「この装置から患部に向けてマイクロ波を照射すると、数秒間でがん細胞が死滅します」

市川さんは、持参した小型のマイクロ波発生装置を示しながら言った。

2～4GHzのマイクロ波を体外から患部にめがけて体表に照射すると、たちどころに体内のがん細胞が死滅するというのだ。

電子レンジの機能から見て、マイクロ波を照射することで、体内の温度が上昇することは容易に想像がつく。がんの治療にマイクロ波を使う方法については、すでに世界中で研究が行われていたが、決定打といえる方法はまだないはずだった。しかし私の眼前にある工具入れのような2台の箱が、「数秒間でがん細胞を死滅させるマイクロ波発生装置」だと市川さんは主張するのだ。

一流の医学者なら一笑に付すところだろう。しかし、私は、こうした珍奇なものを目にすると、放っておけない性《さが》を抱えている。その真偽を確かめたくなった私は、「わかりました。しばらく預からせてください」と市川さんに答えてしまった。

がん細胞のみを破壊する

人間の治療に使う医療機器を研究するということがどれだけ大変なことか、もちろん私にもわかっていた。この装置によってマイクロ波を人体に施す前に、基礎実験や動物実験を繰り返す必要がある。手間も経費も恐ろしくかかるがもう後には引けない。

まずは、安全性テストである。この装置によって、がんが治療できるか否《いな》かは別にして、新たな障害が発生しては元も子もないのである。

私は、最初に55㎝の間隔で置いた2台のマイクロ波発生装置の間に10匹のマウスを置き、6秒間のマイクロ波照射を3秒間隔で3回行い、2グループに分け、24時間後と48時間後に解剖し、脳、脊髄《せきずい》、その他、すべての臓器の変化を病理組織学的に観察した。その結果、非照射マウスとの特別な差は確認されなかった。つまりこの照射範囲内では、マウスにおいて、副作用らしきものは確認されなかった。

その後、動物病院の協力を得て、健常な雄のビーグル犬10頭を用いて、60㎝の間隔に2台のマイクロ波発生装置を相対させて、マイクロ波を前後方向から2回と側面方向から2回を各3秒間隔で、6秒間ずつ照射し、これを3日間続けた（左写真）。

そして、照射前、照射後、1週間後、2週間後、3週間後、4週間後の体温、体重、全身状

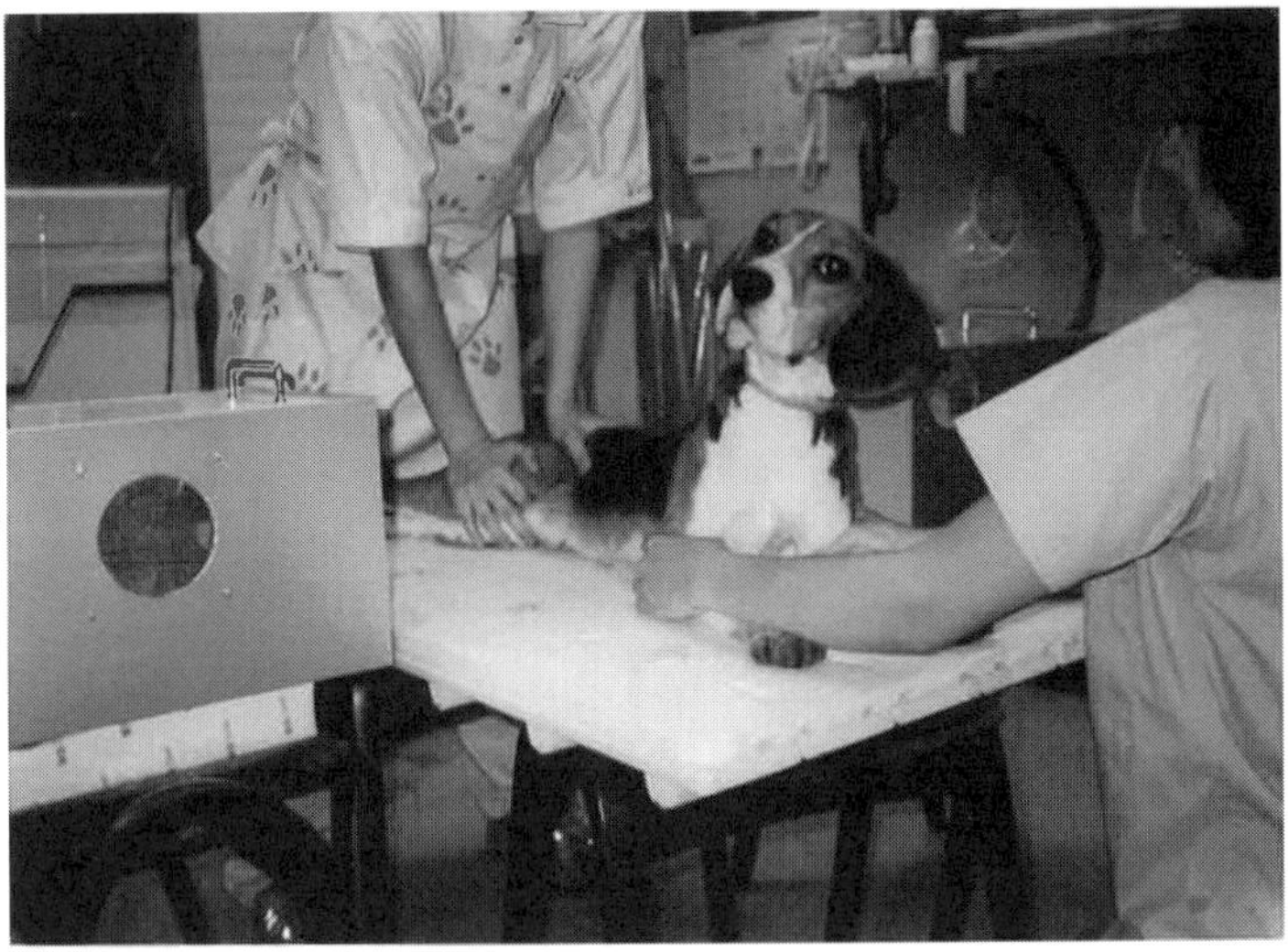

態のチェックを行い、詳細な血液検査も行った。血液検査の結果、正常値を超えて病的な値に達しているものは皆無であり、全身状態も含めて、1ヵ月に及ぶ動物実験ではマイクロ波照射の毒性は認められなかった。

マイクロ波の安全性が動物実験で確認された後に、担《たん》がん動物（がん腫をもった動物）を使って、マイクロ波の作用についても実験を行った。自然発生のがんをもつヨークシャーテリア犬とシーズー犬での実験である。ヨークシャーテリア犬は、肝がんで大量の腹水がみられ、シーズー犬は乳腺《にゅうせん》がんで歩行が困難な状態である。どちらもがん末期の状態だ。

2台のマイクロ波発生装置の間に犬を置き、前後方向から6秒間の照射を2回、側面方向から6秒間の照射2回を各3秒間隔で行い、これを2日間続け、照射前後の尿中の8－OHdGの変動を測定した。

やや専門的になるが、8－OHdGとは、遺伝子の本体であるDNAの構成成分が活性酸素などで酸化されると生成される物質だ。活性酸素は、細胞のがん化とがん細胞の増殖の両方の原因となるので、がんに罹った動物の尿からは、8－OHdGが大量に検出される。

もしマイクロ波が、犬たちのDNAを損傷させる作用を及ぼせば、尿中の8－OHdG量は照射前より照射後に増加する。もしマイクロ波が、犬たちのがんを減少させる効果を発揮すれば、尿中の8－OHdG量は照射前より照射後に減少する。

この実験の結果、がんを持つヨークシャーテリア犬の尿で照射前の8－OHdG平均値は155ng／mg、照射後の平均値は42・5ng／mg、シーズー犬の尿では照射前の平均値は24ng／mg、照射後の平均値は13・0ng／mgというものだった。2日間で総計48秒のマイクロ波照射によって、がんを抱えた2匹の犬は、DNAを損傷することなく、がん腫が減少したのだ。

「数秒間でがん細胞が死滅するんです」という言葉が信憑《しんぴょう》性を帯びた瞬間だった。

がん細胞の「自殺」

つづいて京都産業大学の協力を得て、ヒトの大腸がんの組織を対象とした実験を行った。

大腸がん組織にマイクロ波を照射する前後に8－OHdG値を測定すると、照射後に顕著な8－OHdG値の低下が確認された。

日本国内で独自に、あるいは協力者を得て行った基礎実験では、このマイクロ波発生装置が、安全であり、がん細胞を減少させる効果を発揮していると言える結果のみが得られた。乳がんで皮膚が潰瘍《かいよう》状になっていた患者の患部から細胞を取り、1000倍の顕微鏡を通してカメラで撮影できる状態をつくった。そしてマイクロ波を数秒照射しながら撮影を行った。後に映像を再生したところ、がん細胞だけが静かに壊されて行くさまが、まるで花が咲く様子をスローモーションで見ているような鮮明さで確認できた。その時の感動は、いまでも忘れられない。生きた大腸がんの腫瘍を使った実験でも、がん細胞がみるみる破壊されていくさまが確認できた。

しかし、さらに高度な実験で、その安全性と実効性を確認しなくては、人体による臨床試験を行うわけにはいかない。

そこで私は、LoVoと呼ばれるヒト大腸がん培養細胞株に対して、マイクロ波照射後に組織検査を行う実験を東京大学医科学研究所で行った。その結果、当初、1万個だったがん細胞は、マイクロ波照射直後にはほとんど検出できないレベルまで死滅し、照射3日後に明らかながん細胞のDNAの断片化が認められた。がん細胞は完全に破壊されたのだ。LoVoは細胞の増殖速度が非常に速いことが特徴であり、マイクロ波を照射しなかった細胞株では、3日後に3万個に増加した。

これに対して、正常な細胞（線維芽細胞）株にマイクロ波を照射し、同様の検査を行ったところ、DNA断片化、つまり遺伝子の破壊はまったく認められなかった。マイクロ波による正常細胞の破壊は見当たらなかったということである。

ここで示されたのは、少なくとも試験管内では、がん細胞が、マイクロ波によって死滅するという事実と、がん細胞の「死に方」である。

マイクロ波によって、がん細胞のなかにあるDNAが何本にも分断されることでがん細胞が死ぬということだ。

しかもこれらの細胞には、アポトーシスの現象も確認された。アポトーシスは「細胞の自殺」とも表現される細胞の死であり、DNAが断片化するとともに、DNAが入っている細胞核が凝縮し、細胞が球状になるといった特色をもつ。マイクロ波は、がん細胞を自殺に追い込むという作用もあるということだ。

そこで私は、以前から交流があったアメリカのテキサス州ヒューストンのベイラー医科大学に、基礎研究を依頼した。ベイラー医科大学は、アメリカでトップ10に入る名門医大だ。

ベイラー医科大学で行われた実験では、マイクロ波によってもたらされるがん細胞のアポトーシスが胃がんでも確認された。

がん腫が腹膜に散らばることを腹膜播種という。種を播《ま》いたように腹膜に散らばってしまった状態のがん細胞にマイクロ波を照射すると、直後から急激なアポトーシスを起こしたのだ。

ベイラー医科大学では、がん細胞と正常細胞にそれぞれ異なった染色を施し、マイクロ波を3秒間2回照射後、3日間観察する実験も行われたが、ここでもがん細胞だけが死滅し、正常細胞はそのままという結果が出た。

こうしたベイラー医科大学での実験結果は、私の想像と期待をはるかに超えるものだった。私は当初、高温に弱いがん細胞が、マイクロ波の「電子レンジ効果」によって「熱死（熱くて死ぬ）」するのであろうと考えていた。それに加えて、温熱療法によって代謝が活発になり、免疫力が高まるという作用が相乗するのだろうと思っていた。

しかし、マイクロ波には、がん細胞の遺伝子（DNA）を特異的に断片化、つまり引きちぎる作用があることが確認されたのだ。しかもほぼ瞬時にである。

もしマイクロ波が、正常細胞のDNAまでも断片化する力を持っていたなら、マイクロ波による大量破壊兵器が開発できるだろう。核兵器が発する放射線より瞬時に確実に殺傷効果を発揮するはずだ。

しかしマイクロ波は、その「殺傷効果」をがん細胞に限定して発揮していた。これがもし人体内でも起こるとなれば、その効果は想像を絶するものと推測できる。

私の胸は、期待で高鳴った。

臨床試験第1号は自分

試験管レベルでの作用が、生体においても同様にもたらされるとは限らない。しかし、このマイクロ波発生装置が、私たちの体内のがんをも破壊する可能性は十分にあると私は思った。何より重要なことは、安全性に関して、不安を感じさせるデータが皆無だったという点である。

抗がん剤のことを考えてみよう。抗がん剤は、確かにがん細胞を殺す効果を持つが、正常細胞をも殺す。それゆえに吐き気や発熱、脱毛をはじめ多様な副作用をもたらし、患者の生命力を奪う。抗がん剤開発の最大のテーマは、「がん細胞のみを殺す特性」をいかに強めるかにある。しかしマイクロ波は、少なくとも試験管レベルで、がん細胞のみを破壊し、正常細胞には無害だった。

こうした実験結果とさまざまな考察を経て、私は、患者にマイクロ波を照射する臨床試験に踏み出してもよいのではないかと思うようになった。

ちょうどそのころ、アメリカのマサチューセッツ工科大学で、乳がんの治療において、マイクロ波がよい成績を出しているという報道を目にした。そのニュースも私の背中を押した。

2001年秋、私は、臨床試験の第1号に自分自身を選んだ。

マイクロ波発生装置の前に座って、自分の腹に照射してみたのだ。命に別状があるとは思わなかったが、やや不安だったことは確かだ。しかしそれ以上に、味わえる感触が楽しみだった。

スイッチを押すと、腹部の奥のほうにポワーッとした温かみが広がった。まず皮膚の表面に温熱を感じる「遠赤外線温灸器」とはまったく異なった感触だった。深部に至った温感はしばらく続いた。「この感じは、きっとがんの患者さんたちに受ける」

私はそう思った。心地よい温かさなのである。

最初の患者で効果を確信

そこで私は、田辺和子さん（仮名）という末期子宮がんを患《わずら》う62歳の主婦の患者さんに白羽の矢を立てた。

「今、新しいがん治療器の開発をしています。動物実験などの結果、がん細胞を殺す効果が大きく、しかも副作用といえるようなマイナスの症状は起こらないだろうという結果が出ています」

田辺さんは、がん腫が腹膜に散らばる腹膜播種があり、横になっていても大量の腹水で腹部の膨張が明らかな状態だった。

「それは素晴らしいですね」と言って、田辺さんは少し笑顔をつくった。しゃべるのがやっとという衰弱した状態である。

「人体に照射した場合の弊害がないとは言い切れませんが、短時間でがん細胞を殺す効果は確認できているので、もしかすると田辺さんのがんにも効果があるかもしれません。臨床試験に参加していただけませんか？」

「はい。よろしくお願いします」

田辺さんは、自分に快復の見込みが薄いことを自覚していた。それゆえに、少しでも可能性がある治療法があるならば、それを試すことにためらいはないようだった。

2台のマイクロ波発生装置を50～60㎝の距離で向かい合わせて置き、腹部にできた大きながん性腫瘤《しゅりゅう》をめがけて、側面から数秒間照射を行った。側面から照射することで、体内に至るマイクロ波の量を少なめにしたかったからだ。しかも照射時間も3秒程度と短めにした。

「マイクロ波を当てた感じはどうですか？」と私はたずねた。

「当てている間は、お腹《なか》の中心部に快い熱の塊が入ったと思ったら、周囲に広がって行くような感じです。今まで味わったことのない感じでした」

「もう少し当ててみましょうか?」

「ええ、ぜひお願いします」

田辺さんは、照射されたマイクロ波の感触を気に入ってくれたようだった。今度はマイクロ波発生装置に向かって座ってもらい、前後から照射した。

「とても気持ちがいいです」と田辺さんは言った。そこで私は、照射時間を6秒ほどに延ばしてみた。

そして、すぐに共鳴反応検査でチェックを行った。するとがん活性が大きく減少していることがわかった。これは予想以上の成果である。

それ以降、田辺さんは、来院するとマイクロ波照射を希望した。

しかし残念ながら田辺さんは、ほどなく私のクリニックに来なくなってしまったので、追加の治療を施すことはできなかった。体力的に通院が無理だったのだ。マイクロ波が少なからぬ成果をみせていたので、もう少し早くに治療を開始できていれば、奇跡が起こっていたかもしれない。マイクロ波の効果を確認することはできなかったが、照射中の田辺さんの快適そうな穏やかな表情を思い浮かべ、この治療は続けるべきだと私は確信した。

そこで私は「発明と発見の会」会長の市川雅英さんに会って「マイクロ波発生装置の臨床試験を本格的に開始する」と伝えた。そして、市川さんからのマイクロ波発生装置の共同開発者になってほしいという申し出を受諾した。

勝利の喜び

それ以降私は、数名の末期がんの患者さんに同意を得ながらマイクロ波を照射し、そのつど、共鳴反応検査でがん活性の変化と患者さんの反応を見ながら経過を観察した。

患者さんは今までの治療とはまったく異なった温感と快感で、照射のリピートを希望するようになった。

65歳の女性、安川佐紀子さん（仮名）は、当時治療に通ってくれていた女性の知人ということで、2001年秋に私のクリニックにやってきた。

せきが止まらないので、検査をしてもらった総合病院で肺がんを宣告されたということだった。持参したCT画像には、右の上葉と中葉に小さな陰影が2個見えた。

「大病院で、手術と抗がん剤の治療をしても再発や転移の危険性が多分にあると言われたので、先生のところに来ました」と安川さんは言った。

当時、私のクリニックに来ていた患者さんの中で、安川さんはいちばん元気だった。

私は、末期がんの患者さんでなく、まず安川さんぐらいの病状の患者さんでマイクロ波の効果を試したかった。そこで、安川さんにマイクロ波照射療法を提案し、詳細な説明を行った。

彼女は、「手術や抗がん剤で苦しんだ挙げ句に再発なんて嫌ですから、どうなってもよいからそのマイクロ波の治療というのをやってください」と言った。

さっそく開始した治療では、当時は、どれだけの頻度にすればよいか見当もつかなかったので、とりあえず毎日マイクロ波を照射することにした。

すると、がん活性は1週間ほどで急速に減少し、ずっと煩わされていた軽いせきも止まった。そして、3週間後にはがん活性が消えた。

これはたぶんすごいことだろうと思いながら、この状態はいったい何を意味するのか、当時の私にはわからなかった。その1週間後に総合病院での検査があるというから、私は、その結果を持つしかなかった。

安川さんが、総合病院での検査結果を報告してくれる日、私は彼女の来院をひそかに楽しみにしていた。

「病院の検査では、わずかな陰影を残すだけで、大幅に改善したと言われました」と彼女は言った。やはりマイクロ波は効果を示したのだ。私の心は躍った。

そしてその3ヵ月後、CT検査で残存陰影はすべて消えたことが確認された。もちろん、がん活性もまったくない。

「先生、がんは治ったのですよね？」と安川さんは尋ねた。

「その可能性は高いですね」と私は、間抜けな答えしかできなかった。

しかし、CT画像からがんの病巣が消えたことが完治を意味するのか、がん活性が消えることが完治を意味するのか、私には、まだそのときには確信が持てなかった。

しかし、それ以降、経過観察に通ってくれた安川さんにがんの再発の兆候はまったくみられなかった。

マイクロ波が肺がんを治したのである。私は、信じられない気分とともに、ようやく勝利の喜びを味わうことができた。

確認された「がんの死がい」

安川さんが来院した直後にやってきた小野治子さん（仮名）も、マイクロ波照射の臨床試験に付き合ってくれたひとりだ。

2002年、58歳になった小野さんが私に送ってくれた手記をここに掲載する。

「2001年8月、真夏の日差しの中で自分の体に不安を感じていました。春ごろから少し変なせきが出ているし、初夏のころから泡状のつばが出るようになり、アドバンス・クリニック横浜を訪れました。近所のクリニックで撮ってもらった胸部の写真を見るなり先生は『胸の背部に14㎜ぐらいのがんがある』といわれました。私は一瞬びっくりしましたが、〝ああ、やっぱりそうか〟と思いました。私はマイクロ波の治療を受けることにしました。2台のマイクロ波の器械の間に入り、体の位置を少しずつ変えながらほんの数秒間ずつ浴びるのですが、ジーッと熱いものがだんだん波に乗ってくる感じでとても快く感じます。〝苦しい、痛い、気分が悪い〟のが常識のがん治療とはほど遠いもので、患者の負担がまったくありません。数分間のマイクロ波治療を受けた後は、体に元気がよみがえり、本当に生きかえる力が出てきました。マイクロ波治療の後、共鳴反応検査でがんは測定できないほど弱っているといわれました。その後は気になるせきも、泡状のツバも出なくなりました。

その後定期的に検査を受けていますが、2002年2月に別の病院で検査を受けました。『CTの画像では一部石灰化したがんが映っていますが変化はなく、血液検査の結果も心配なく、健康な人です』といわれました。昨年の夏は死の不安を感じた私でしたが、今は顔色もよく夢のようです。思い出すと思わず手を合わせて感謝する私です」

共鳴反応検査の信憑性とマイクロ波の効果が、半年後に期せずして証明された事例である。私は、このとき、マイクロ波によって殺されたがん腫が、石灰化するという現象を知った。

提示された疑問点

細胞株にマイクロ波を直接照射した実験では、細胞株は瞬時に42℃以上になった。しかし、人体内でも本当に42℃以上に達しているか否かを確認する方法は現在のところない。

マイクロ波照射の数十秒後にがん活性が低下あるいは消滅していることから、がん細胞が熱によるダメージを受けていると考えているが、ハイパーサーミアの研究・開発者たちは、マイクロ波の効果には否定的である。

彼らは、体の深部までを温めるための電磁波として、さまざまなものをチェックしたという。そして、マイクロ波も十分に試したという。そして、体表を温めるには最適だが、体の深部の温度を上げる効果は期待できないと結論づけた。その一方で、論理的には、「体の10㎝以上の深部を42～43℃にできる」というハイパーサーミアならば、どこのがん腫でも簡単に消し去ることができるはずなのに、実際には、それほどの著効は示せないでいる。

私は、こうした事実を見聞きしても、マイクロ波の温熱効果を否定はできない。彼らの実験にしても実際の人体で深部の体温を測っているわけではない。だから実際には、8MHzのラジオ波よりも私が照射してきたマイクロ波のほうが深部の体温を上げる効果を発揮しているかもしれない。

ただし、実験的に証明できない以上、それは想像や願望の域を出ない。

マイクロ波が効く3つの根拠

さらに臨床試験と実験を進め、世界の医学者たちのがん研究の成果と照らし合わせていくと、マイクロ波によってがん細胞が死滅する理由は、温熱効果だけではないことがしだいに見え始めた。以下に紹介するのは、私の臨床経験と科学的検証、さらに関連した多くの研究成果から考えられるマイクロ波のがん細胞への作用である。

1. 活性酸素・フリーラジカルを除去する

がん細胞は、活性酸素を多く含んでいる。活性酸素は、細胞をがん化する作用とがん細胞の増殖を促す作用を併せ持つ。つまり活性酸素は、がんを大きくする作用を持つ。

ただし活性酸素は、体温によってそのふるまいが異なる。

体温が低いとき、がん細胞は活性酸素を放出して、周辺の正常細胞を攻撃して遺伝子を変異させる。しかしがん細胞の温度が高くなると、活性酸素はがん細胞内で反応してがん細胞自体を傷めつける。高温になると、攻撃用の武器が「自爆」してしまうわけだ。

これも体を高温にすることでがん細胞を減少させる効果のひとつとされる。活性酸素以外の非常に反応性の強いフリーラジカルと呼ばれる分子も、体温の変化によって同様のふるまいをする。

2. 新生血管の破壊

がんの血管新生を研究していたハーバード大学の腫瘍生物学のラケシュ・ジェイン（Rakesh K. Jain）教授は、がん細胞が増殖するために、近隣の血管に血管内皮細胞増殖因子（VEGF）というたんぱく質を放出することを近年、突き止めた。

新しい血管をつくるために私たちの体内に用意されたVEGFは、傷が発生したとき、その部位で新しい血管を作るために分泌されるが、正常な部位では、血管新生抑制因子とのバランスがとられ、太さや長さ、内皮の厚さなどが、緻密《ちみつ》にコントロールされて正常な血管が生成される。しかし、がん腫は、正常な血管に、このVEGFを大量に振りかけ、VEGFを振りかけられた血管は、まるで呪いをかけられたようにがん細胞専用の新生血管をつくり始める。がん腫は、いともたやすく正常な血管を、自分たちのための血管をつくる装置に変えてしまうのだ。

ただしがん腫が振りかけるのは血管を増殖させる因子だけで、血管の増殖を抑制する因子はない。そこでできる血管は非常に粗末で、太さも内皮の厚さもバラバラで、随所で血液が漏れ出てしまうような不良品である。それゆえにがんの患者の体内には、さまざまな出血がみられる。

こうした出血に対してマイクロ波が有効であることを私は臨床的に確認している。

たとえば、下血を繰り返していた大腸がんや上顎洞《じょうがくどう》がんの患者さんで、マイクロ波照射の直後に下血が止まるといった例が数多くある。血痰《けったん》が出ていた肺がんの患者さんが、マイクロ波照射によって血痰が瞬時に止まるという例も確認している。

こうした事実は、マイクロ波が新生血管を破壊し、消滅させていることを意味するとしか考えられない。そして新生血管が消滅すれば、がん腫は栄養を得ることができず死滅する。前述の新生血管造設因子であるたんぱく質がマイクロ波の熱で破壊されているという可能性もある。

3．強い刺激による鍼灸効果

もうひとつは、体表部へのマイクロ波の刺激による効果だ。

マイクロ波によって患部がたとえ42℃以上になっていなくとも、患部周辺の皮膚や皮下にある経穴（ツボ）に対する刺激の効果が考えられる。つまり鍼灸効果である。

大腸に近い上皮に大腸のツボに類する作用点があり、肝臓に近い上皮に肝臓のツボに類する作用点があることは、近年の研究でも明らかになっている。針や灸を施すのと同様の強い刺激をこうしたポイントに与えることで、中医学（中国伝統医学）でいうように免疫細胞や組織細胞の活力、さらには臓器全体の活力をよみがえらせている可能性は高い。

世界7ヵ国で特許を取得

がんに対するマイクロ波の効果を十分に確認した2003年、私はこのマイクロ波発生装置とマイクロ波照射療法の特許を取得することにした。

これからたくさんのがんの患者さんたちとともに闘い、効果的な治療マニュアルを蓄積していくうえで、別の人に特許権が付与されてしまったら、マイクロ波発生装置を自由に使うことができなくなる。

まして大企業や大資本家が特許権を得て、金儲けの具にしないとも限らない。

こうした王道ではない医療を日本で普及させようとした場合、抹殺ともいうべき消され方をしているケースは数多い。温熱療法であるハイパーサーミアも、安い医療費（保険点数）を設定され、フル活用とは程遠い状況に追いやられている。その背後には、抗がん剤による化学療法を推進する勢力がいるとする指摘もある。特許を取得し、厚生労働省に認可された療法ですら抹殺に近い扱いを受けるとすれば、ＣＥＡＴを特許を取得せずに運用した場合のリスクは想像もできない。

そこで私は、日本での特許取得を目指すことにしたのだ。

それと同時に諸外国でも特許を取得することにした。「日本は黒船に弱い」という特性を逆手に取るためである。

こと医療に関して、独特な製品あるいは技術を率先して評価し、臨床の場で採用しようとする意欲も能力も日本にはない。しかしアメリカやヨーロッパが高い評価をすると、スムーズに日本国内でも活用できるようになる。外国の特許権を確保しておくことは、日本でがんに苦しむ患者たちを救う道も開きうるのだ。

そこで私は、マイクロ波発生装置の発明者である市川雅英さんと話し合い、共同開発者として、日本、アメリカ、カナダ、中国、韓国、イギリス、フランス、ドイツでの特許申請に踏み切った。

そしてかなりの年月を要したが、日本以外の7ヵ国で特許が付与された。その詳細は左ページに示した。表の「特許の対象」を見ればわかるとおり、すべて医療機器としての特許付与である。

一方、日本の特許庁は「同様の特許申請があり、新規性は認められない」と言った。私は、その判断を不服として裁判で争ったが、高等裁判所まで行った末に、日本での特許取得はかなわなかった。

特許が取得できなければ、患者が救えないというわけではない。しかし、医療機器の特許に関する日本政府の慎重すぎる姿勢に、私は強い違和感を覚えた。

欧米で進むマイクロ波治療

近年、欧米の医療界では、マイクロ波に対して注目が集まっている。がん治療に関して、マイクロ波が成果を上げているからだ。

2009年12月に外科腫瘍学ジャーナルのオンライン版で、オクラホマ大学のウイリアム・C・ドゥーリー博士（William C.Dooley）が乳がんの治療のためにマイクロ波を使って成果を

国　　名	特許付与機関	特　許　の　対　象	発行日
大韓民国	大韓民国特許庁	マイクロ電磁波によるがん細胞組織破壊方法及びマイクロ電磁波発生装置	2006年４月18日
中華人民共和国	中華人民共和国国家知識産権局	マイクロ波照射によるがん組織の破壊とマイクロ波発生装置	2006年11月19日
アメリカ合衆国	アメリカ合衆国特許商標庁	マイクロ波照射によるがん組織の破壊とマイクロ波発生装置	2007年１月９日
カナダ	カナダ知的財産局	マイクロ波照射によるがん組織の破壊とマイクロ波発生装置	2009年１月27日
イギリス フランス ドイツ	ヨーロッパ特許庁	がん組織破壊のためのマイクロ波照射の制御技法	2011年12月21日

マイクロ波照射療法、各国特許一覧

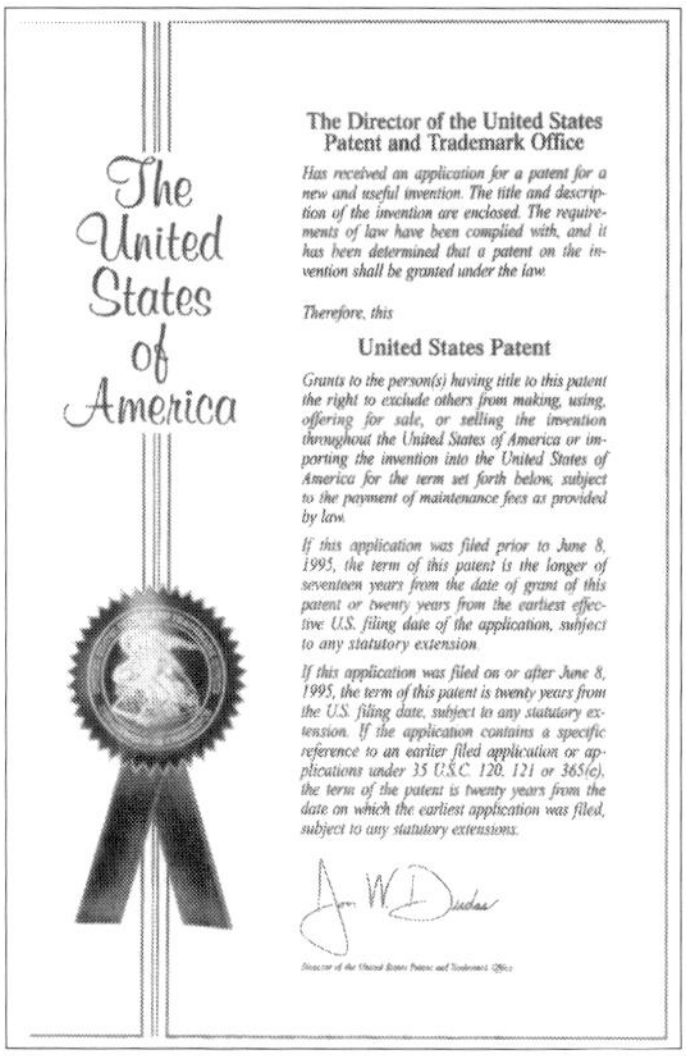
The United States of America
The Director of the United States Patent and Trademark Office
Has received an application for a patent for a new and useful invention. The title and description of the invention are enclosed. The requirements of law have been complied with, and it has been determined that a patent on the invention shall be granted under the law.
Therefore, this
United States Patent
Grants to the person(s) having title to this patent the right to exclude others from making, using, offering for sale, or selling the invention throughout the United States of America or importing the invention into the United States of America for the term set forth below, subject to the payment of maintenance fees as provided by law.
If this application was filed prior to June 8, 1995, the term of this patent is the longer of seventeen years from the date of grant of this patent or twenty years from the earliest effective U.S. filing date of the application, subject to any statutory extension.
If this application was filed on or after June 8, 1995, the term of this patent is twenty years from the U.S. filing date, subject to any statutory extension. If the application contains a specific reference to an earlier filed application or applications under 35 U.S.C. 120, 121 or 365(c), the term of the patent is twenty years from the date on which the earliest application was filed, subject to any statutory extensions.
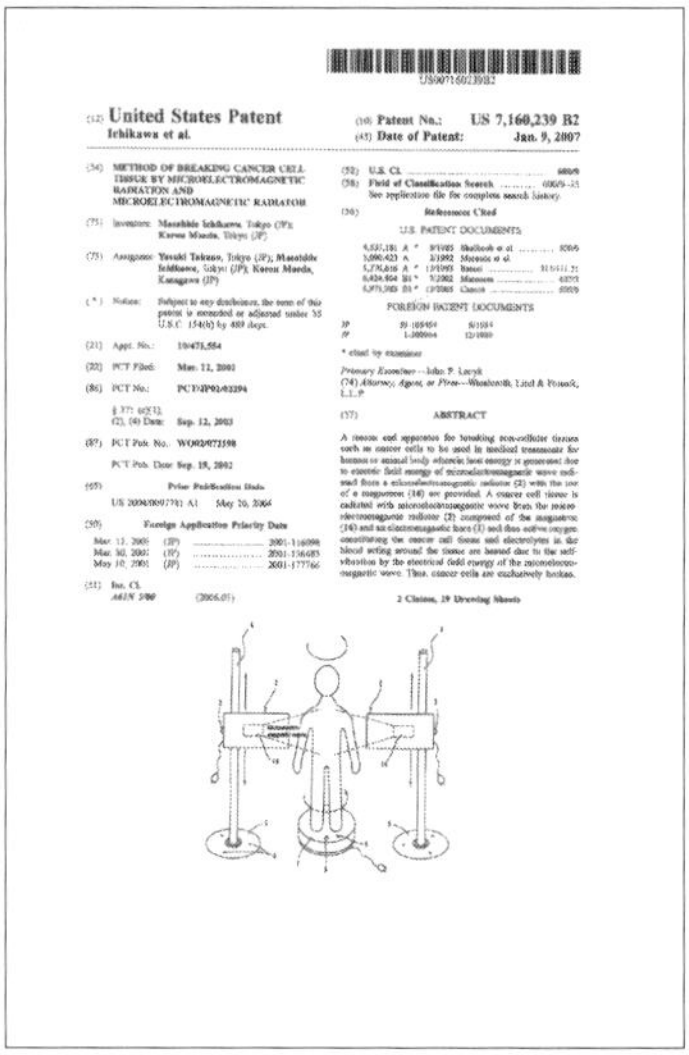

アメリカの特許状

上げたという論文が発表された。活用された原理は、アメリカのスターウォーズ計画（戦略防衛構想）のレーダー技術と同じだという。

ここで使われたマイクロ波の周波数は915MHz。CEATで使っているマイクロ波の半分以下の周波数である。

この研究では、浸潤性の乳がんの患者の患部に、マイクロ波を照射し、腫瘍をほぼ全滅させることに成功したという。ドゥーリー博士のマイクロ波の照射法は、マイクロ波を体表から患部に向けて、2～3分間照射することで、腫瘍の温度を49℃まで上げるというものだ。低い出力で徐々に患部の温度を上げていくという手法だ。

博士は、この研究で、「抗がん剤による化学療法のみでの腫瘍縮小が58・8％だったのに対して、マイクロ波照射と化学療法の併用では88％の腫瘍縮小が見られた」と語り、化学療法との併用を推薦している。これはハイパーサーミアと同様の活用方法だ。

しかしこうした研究の先には、私が活用しているマイクロ波単独での治療技術があるものと確信している。

代替医療などの傍流の医療がまったく無視されている日本で、がん治療に関するマイクロ波の研究が、今すぐに活発になることは期待しにくい。しかしアメリカを中心に欧米の先進国では、今後活発になるだろう。マイクロ波発生装置に関する諸外国での特許は、今後の展開に寄与してくれるものと思う。
もちろん日本からのスタートが、私の本望であることは言うまでもないが。

第3章
見えないがんを見逃さない共鳴反応検査

O－リングテストによる共鳴反応検査

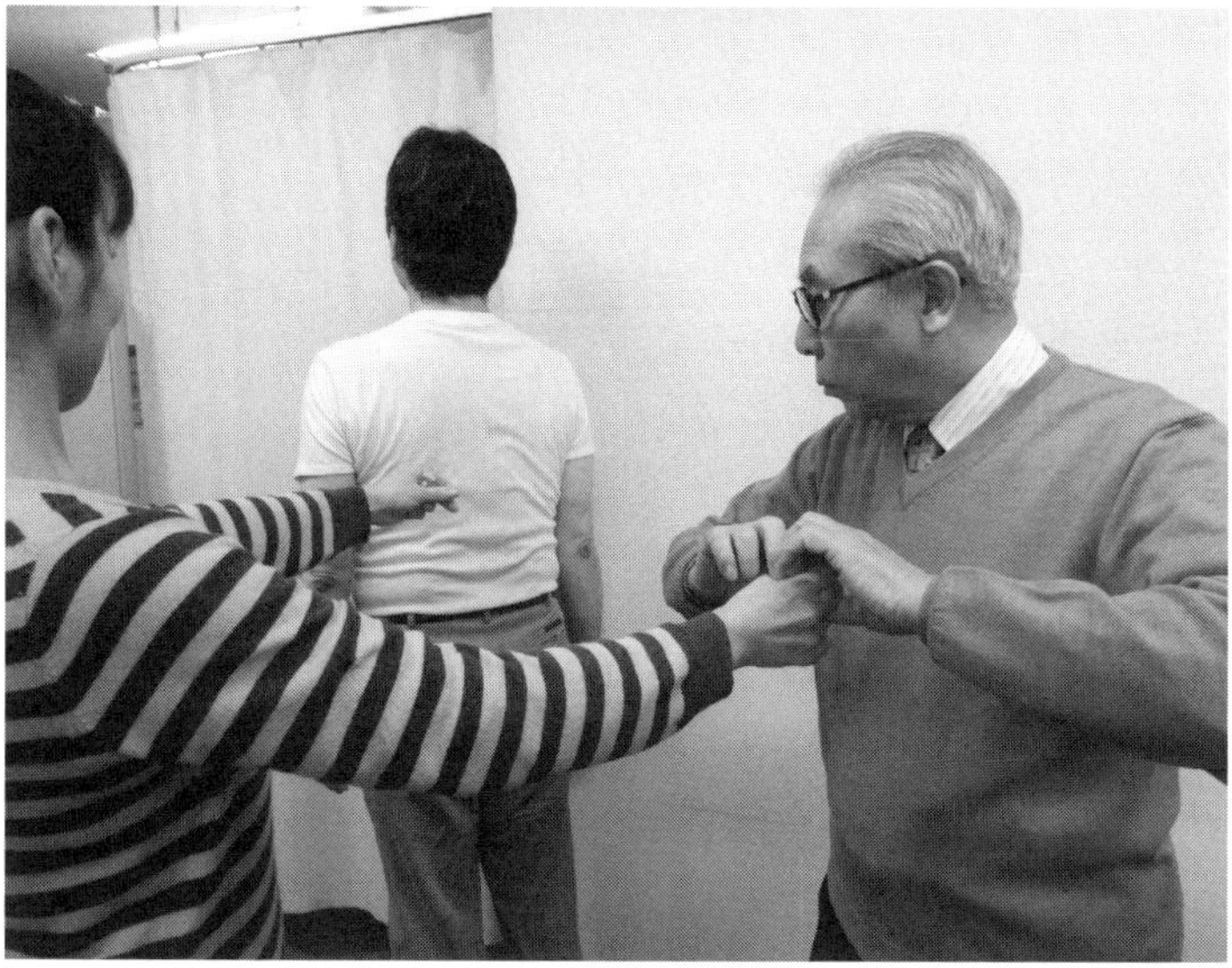

車の両輪

マイクロ波によるがん治療が、いかに効果があるといっても、それだけではCEATとしての治療は不十分だ。微小ながん細胞やほかの検査では確認することができないがん活性さえも探り出せる共鳴反応検査があってこそ、高い治癒率を獲得できているのだ。

このつはCEATに欠かせない「車の両輪」である。

第1章でも述べたように、この共鳴反応検査は、患者自身の筋力反応で体内のがんの有無を判別できるきわめて優れた検査法である。わずかの時間と簡素な器具のみで、CTやMRIで見逃されたがんも発見できるだけでなく、逆にがんと診断されたが実は良性の腫瘍である場合や、ほかに原因があるケースなども診断できる画期的なものだ。

「本当にそんなことができるのか？」

おおかたの読者は、そう思うだろう。

私が講演等に招かれてCEATの説明をする際、マイクロ波の効果については深く興味を示す聴衆も、共鳴反応検査のくだりになると、とたんに同じような反応を示す。

「そんなうまい話があるものか」と。

聴衆が医師である場合、その落胆や困惑の表情は、あまりにも顕著である。

曲がりなりにも現代西洋医学を修め、医療に長年従事してきた私には、そうした反応がよく理解できる。私が最初に抱いた感想も同じものだったのだ。

この検査法もまた、私の好奇心からきた、偶然の出会いが生んだものなのである。

微小ながんをたちどころに探し出す

その出会いは、自らのがん手術を終えた1997年にさかのぼる。

退院して2週間後、私は、ある友人から「おもしろいことをする医師のセミナーがあるから行ってみたらいい」と勧められた。

「レーザー光によって、がんのスクリーニング検査をするんだ。CTもMRIも使わずに、体の外側から中に隠れているがん細胞をたちどころに探し当てるんだよ」と友人は言った。

「そんなことができれば苦労はない」

私はまずそう思った。

しかしセミナーの講師は、ニューヨークで医学の研究を行っている日本人の医師であり、医学者だという。単なるいかさまではなさそうだ。元来、奇妙なものが好きな私は、だまされたつもりでそのセミナーに参加してみることにした。

会場である東京・千代田区の日本教育会館に行って私は驚いた。会場は超満員だったのだ。セミナーの主役は、大村恵昭《おおむらよしあき》というアメリカの名門、ニューヨーク医科大学の教授だった。セミナーの盛況ぶりからみて、大村博士は、知る人ぞ知る存在であることが想像できた。

私は、大村博士の講演で、初めてO《オー》－リングテストというものの存在を知った。

O－リングテストは、正式には「バイ・ディジタルO－リングテスト（BDORT）」といい、大村博士が創案した検査法だという。

大村博士は、横浜市立大学医学部と早稲田大学理工学部に同時に通い、医学と電気工学を修めたという奇抜なキャリアの持ち主で、1965年にコロンビア大学で心臓の研究によって博士号を取得し、心臓外科、薬理学、電気工学などの専門分野を持つ。

そうした学際的な研究を行ううちに、彼は1970年ごろからアプライド・キネシオロジー（Applied kinesiology）に注目した。

アプライド・キネシオロジーは、日本語で「応用運動機能学」とも呼ばれる医療分野であり、1960年代にカイロプラクティックの療法士、ジョージ・グッドハート（George Goodheart）博士によって提唱された療法である。

グッドハート博士は、体に不具合があると、筋力が低下するという身体現象に着目した。たとえば、右肩の骨格にゆがみがあると、右腕の筋肉の力が弱まるといった現象から、筋力の強弱をチェックすることで、骨格の異常が発見できると考えた。

筋力が弱まるという現象は、筋肉や骨格に問題があるときだけでなく、臓器や器官に問題がある場合にも起こることをグッドハート博士は、さらなる研究によって確認し、体の内部の問題を筋力のチェックで発見する方法にまで研究を進めた。その過程では、中国伝統医学の経穴（ツボ）やリフレクソロジー（反射療法）における反射区などとの関連も調べられ、個々の臓器や器官に応じた体表のポイントが決定された。それらのポイントに刺激を与え、筋力テストを行うことで、体の中に隠れている不調の原因を探し当てることができるということだ。

さらにグッドハート博士は、筋力テストを駆使して、そうした不調を改善する方法も探り、アプライド・キネシオロジーを総合的な診断・治療法に育て上げた。

アプライド・キネシオロジーで活用されるもっとも重要な現象は、病的な部位に指や棒などが触れると、その人の筋力が低下するということだ。大村博士は、この筋力低下のようすをチェックするには手の指の筋肉を使うのが最適であると考えた。手の指の筋肉はもっとも疲れにくいことに加え、脳神経系と密接な連係を有し、神経の情報伝達に敏感だ。そこで手の親指とほかの指でつくる輪を「O-リング」と名づけ、O-リングで、身体の状態をチェックする検査法を考案し「O－リングテスト」と命名した。

私が参加したセミナーで、大村博士は「通常の検査では発見できないがんが、O－リングテストで発見できる」と言った。

「そこにがんがあります」

大村博士の講演内容は、私にとってにわかに信じがたいものだった。

そんなことで多種多様な病気の診断ができるなら、CTやMRIなどはいったい何なのか？

この話を信じてしまったら、それまで私たちが真摯《しんし》に行ってきた医療行為の価値を否定することになる。

「これからがんのスクリーニングの実演を行います。希望者は一列に並んでください」

講演が終了すると、大村博士はそう言って、演壇の前のスペースを示した。がんの有無をこの場でチェックするというのだ。

私は、がん手術後の自分がどのような診断を受けるのか興味があったので、10人ほどの希望者の列に並ぶことにした。O－リングテストの威力に期待を抱いたわけではない。単に興味本位だった。

それはまったく奇妙なスクリーニングだった。

3mほど離れたところからひとりの医師が左手に何かを持ち、同じ手でレーザーポインターを持って被検者にレーザー光線を当てている。それとともに医師は右手の親指と人差し指でOKサインのような輪をつくり、親指と人差し指に力を込め、輪が開かないようにしているのだ。これが「O-リング」である。そして大村博士は、この医師のつくるO-リングを両手の指で引っ張り、開こうとしている。医師がレーザーポインターを被験者の体の各所に当て、そのたびに大村博士が医師のO-リングを開こうとする。これが検査のすべてのようだった。

レーザーポインターは、連続的に移動し、大村博士のO-リングを開こうとする作業も小刻みに続けられる。わずか数秒の作業の後に博士は「異常ありません」と被験者に告げる。被験者たちは嬉しそうな表情をした。これを次々に繰り返すのである。これで何が調べられるのか、まったく見当がつかなかった。

私の番が来た。もちろん、私も「異常なし」と告げられることを確信していた。ところがレーザー光が私の掌に当たったとたん、大村博士が「がんの反応があります」とはっきりした声で言った。そして「詳細にチェックします」と言い、さらにチェックを繰り返した。たとえ価値を評価していない検査法だとしても、「がんの反応がある」と言われれば、不安感に襲われ、浮き足立ってしまう。

レーザー光が私の体をはい回る。そして下腹部に到達したとき、大村博士は「そこにがんがあります」と得意げな表情で言った。

そこはなんと2週間前に手術した部位ではないか。もちろん初対面どころか名前も何も知らない私の病歴を大村博士が知っているはずはない。しかし彼は、自信満々に、私の下腹部にがんがあると言い切ったのだ。

私の頭は混乱した。

大村博士は、私の前立腺のがんを見抜いた。いや、以前、私の前立腺にあったがんを見抜いたのだ。しかし、今はもうないはずのがんが、なぜ確認されたのか?

O－リングテストが正しいなら、私のがんはまだ完全には摘出されていないことになる。

O－リングテストがいかさまなら、私の前立腺がんを発見することはできない。

O－リングテストにはがんを探り当てる能力があり、私には、まだがんが残っている。そう考えるしかない。

私は、さっそく東京女子医大で患部周辺をCTで検査してもらった。しかし異常は発見されなかった。

がんのエネルギー

冷静になった頭で、さまざまな角度からO－リングテストについて考えてみた。

そして私は、「がん病巣を摘出しても、その周辺にまだがんのエネルギーのようなものが散乱している。その姿形は正常細胞でも、中身の遺伝子はすでにがん細胞といったようなものかもしれない。そうした状態であるがゆえに、CTなどの画像診断では確認できない」という仮説を立てた。

この仮説に従えば、私の体内には大村博士が指摘するようにがんがあることになる。忌《い》まわしい事態だが、私はそれをひとまず受け入れてみようと思った。

大村博士は、このO－リングテストを1970年代後半に公表し、1981年に最初の論文を発表。その後、アメリカの特許商標庁に特許申請を行った。しかし、特許商標庁は「真実とはとても思えない」という理由で申請を却下した。その後、O－リングテストの真偽を大村博士以外の多くの医療関係者が追試し、「どうやら確からしい」という結論が数多く集められ、1993年にO－リングテストは、特許商標庁への3回目の申請で特許権が付与された。つまり、アメリカ連邦政府は、「真実とはとても思えない」という疑義を取り下げ、「信じるに足る技術である」と認めたわけだ。

現在、Ｏ－リングテストは、世界中で多くの研究者が研究を進め、多くの臨床家が診断・治療に役立てている。

ただし、肝心の日本において、その認知度や評価は高いとはいえない。

現在の日本の医学界、医療界で、この手の知見は絶対に容認されない。

私自身も、Ｏ－リングテストによって、病気の有無が診断できるなどということ、しかも現代の最先端の診断技術で検知できない微細ながんを検知できるということを信じ切ることはできなかった。

しかし無視することもできない。

とりあえず「私の体内にはがん活性がある」という仮説を検証し、再発の危険性の有無を確認するためにＯ－リングテストの勉強をしてみることにした。

がん細胞が発する「波動」

日本でＯ－リングテストの研究拠点となっているのは、福岡県久留米市にある「ＯＲＴ生命科学研究所」である。横浜からはかなり遠いが、私は時間を見つけては久留米に通い、自分自身でもさまざまな研究をした。

すでに述べたように、アプライド・キネシオロジーとO-リングテストの基本原理は、「人は体内に何らかの問題があると筋力が弱まる」ということだ。そして病的な部位に指や棒などが触れると、筋力はさらに低下する。病的な部位とは、患部そのものだけではなく、その患部と密接な関連を持つ部位も含まれる。

経穴といわれるものは各臓器との連係を持っている。大村博士は、臓器と関連を持つ体表の部位を探り、これらを「臓器代表点」と総称した。博士は、実際にさまざまな疾患を持つ患者で筋力のチェックを行い、体表の臓器代表点を丹念に確定していったのだ。たとえば、肝臓が弱っているとき、肝臓の臓器代表点に軽く触れるだけで、体の筋力は弱まる。

「何らかの問題」には有害物質も含まれる。

たとえば、農薬がたっぷり入った野菜やたばこなどを手に持つと、筋力が低下する。

このような説明をしても、非科学的としか思われないだろう。

私も、当初は狐《きつね》につままれたような気分だったが、実際に自分で体験してしまうと、この現象は認めざるを得なかった。

大村博士を中心に、O-リングテストを研究するメンバーは、それぞれにさまざまな「キネシオロジー現象」とでもいうべき現象を探し続けていた。私もがんと対峙《たいじ》する医師として、がんに関わる「キネシオロジー現象」探しを行った。

そうした研究の中で発見されたのが「共鳴反応現象」だった。

たとえば、胃がんの人が、手に胃がんの組織標本を持つと、筋力は明確に弱まる。肝臓がんの人が肝臓がんの組織標本を持っても、脳腫瘍の人が脳腫瘍の組織標本を持っても、同様の現象が起きる。この現象から、私は「各臓器のがん細胞は、誰でも同じ波長の波動を発している」という仮説を立てた。

生体の細胞は、それぞれが「波動」を発している
↓
各臓器のがんは、その臓器の正常細胞とは異なる波長の波動を発している
↓
各臓器のがん細胞が発する波動は、部位ごとに個人差なく同じ波長である

この仮説の根拠は、がんの組織標本のがん腫は赤の他人のものなのに、どれでも同じ結果になることだ。この仮説は、現代西洋医学ではまったく認識されていないが、これを支援する研究成果は実は数多くある。

最初は無視された打診法

「打診」という診断法を多くの人が知っているだろう。

患者の体に掌《てのひら》を置きもう一方の手の指で掌を軽く叩《たた》き、そこで発する音で体内の異常を発見する方法である。近年は、いきなり画像診断や血液検査を行うから打診を受けることはなくなったが、以前、医師は打診法をフルに活用したものである。

打診法は、18世紀のオーストリアの医師、レオポルド・アウエンブルッガー（Leopold Auenbrugger）が開発した。音感の鋭かったアウエンブルッガーは、患者の胸壁を指で叩き、各部位で発する音が異なることを確認した。そして、鈍い音を発する部位を発見し、そこに何があるかを病理解剖で確認するという研究をした。その結果、周辺より鈍い音を発する部位には、必ず病巣が存在するという事実を確かめた。彼は、1761年に「新しい考案、胸壁の叩打《こうだ》によって胸郭内部に隠れた病気の病徴をみつけるために」という論文を発表したが、しばらくはヨーロッパの医学界で相手にされなかった。

いつの時代でも常識を覆《くつがえ》す画期的な発見は、医学界で無視される傾向が強い。

自分のこれまでやってきたことに自信を持たなければ、医療を続けていくことはできないからであろう。医師は、意外と画期的な変化を好まない。

しかし19世紀に入り、その有用性が改めて評価され、打診法は医療に活用されるようになった。ここで打診音が低く鈍くなる主な理由は、患部周辺の筋肉の弛緩《しかん》、つまり緩みである。打診音がトーンと響くのは、筋肉が張った状態であることを意味し、音が鈍くなるのは筋肉が緩んだ状態を意味する。

この打診法をきっかけに20世紀初頭に「人体が発する波動」に気づいたのが、アルバート・エイブラムス（Albert Abrams）スタンフォード大学教授だった。内科医であり、病理学者でもあったエイブラムス教授は、打診法の名手だった。

ある日、彼が、患者の打診を行っていたとき、偶然、X線装置のスイッチが入れられた。その瞬間、打診音が鈍くなったことに彼は気づいた。彼は、X線装置からもれたX線に患者の体が反応したのだと考えた。X線が身体に何らかの影響を与え、それが筋肉に作用したということだ。このことから次のような仮説を立て、その検証を始めた。

「生体に影響があるものが身近にあると、生体はそれからの信号を受け、影響を被《こうむ》る」

またエイブラムス教授は、健康な被験者と疾患をもつ患者を導線でつないだとき、健康な被験者の上腹部の打診音が、患者の打診音と同様に鈍い音になることにも気づいた。これらのことから、彼は、導線を通じて伝播《でんぱ》したということは、この信号は電子的な波動であると確信し、「エイブラムスの電子反応」と名づけた。

さらに患者から採取した病変組織を、同じ患者に近づけながら上腹部の打診音を調べると、音がきわめて鈍いものになるという現象も確認した。彼は、採取した組織と体内の細胞が共鳴していると考えた。

エイブラムスは、この考えをもとに次のような実験をしている。

健康体である人の額に、がん組織のサンプルを数秒間隔で触れたり離したりさせて、がん組織のサンプルが額に触れているときだけ打診音が鈍い音に変わることを確かめた。

エイブラムス教授は、こうした成果を発表し続けたが、それは医学者たちには、とうてい受け入れられないものだった。確かに、これを認めれば、医学・医療の世界には、大きな波紋と混乱がもたらされる。アメリカ医師協会は、エイブラムス教授の膨大な研究成果を、追試をすることもなく全面的に否定した。

そして希代の天才エイブラムスは、1924年に死亡すると、似非《えせ》医学者として徹底的に批判された。

ここでも医療の世界の保守性が発揮されている。

体内の情報が発せられている

人間もほかの生物も、その体の周辺に微弱な電磁波を発している。

これは、1940年代、米エール大学教授で神経解剖学者のハロルド・サクストン・バー(Harold Suxton Burr)と旧ソビエト連邦の研究者セミョーン・ダヴィドヴィッチ・キルリアン(Семён Давидович Кирлиан)の2人によって、まったく別の研究室でほぼ同時期に確認されている。

バーとキルリアンは、生物の体内の電磁気的なエネルギーが、それぞれの生物ごとに体内のみならず体外にも特徴的なエネルギーの分布を示すこと、そして体内に疾患が発生した場合、そのエネルギーの分布に変化がみられることも確認している。

体内の情報は、電磁気的な信号によって、外部にも発されているということだ。

この研究成果は、エネルギー医学、波動医学という学問領域を切り開いた。

これらの業績は、1970年代後半、ドイツの技術者パウル・シュミット(Paul Schmidt)が創設した波動療法につながっている。

シュミットはもともとトンネル技術者であり、トンネル工事を効率よく行うために、掘削する以前に地中の障害物を確認する方法を模索し、「ダウジング法」という技術に注目した。

ダウジング法は、地中に隠れている物質や水系などが有する波動を地上で検知するというもので、多分に魔術的な要素を含んだ古くからの技法である。

彼は、この技術を研究・活用するうちに、「人間も波動を発し、身体の異常によって、発される波動も変わる」というエイブラムスやバー、キルリアンの研究成果に興味を抱き、多くの医師たちとの共同研究を開始した。シュミットは、この研究のために私財をなげうって、30年にわたって調べ続けた。

そして各臓器の発する波動の周波数を計測して、次のような事実を突き止めた。

「病気の臓器は、健常なときとは異なる周波数の波動を発する」

「すべての病気にはそれぞれ固有の振動数がある」


また彼は、人間の発する多種多様な周波数の波動と外部から発される波動を共鳴させることで、病気の診断を行う方法を編み出した。

さらに周波数を調整した波動と共鳴させることで、個々の疾患が生み出す波動（病理波）を消し去る方法の研究を続けた。体内の波動を、外部からの波動で調整することで病気を治すのだ。これが波動療法である。

現在、波動療法は、ドイツを中心に代替医療として活用されている。

その理論には、科学者たちが首をかしげるものも多いが、成果も数多く報告されている。波動療法を施すのは、医師と代替医療の療法士たちであり、ドイツでは、日本における鍼灸や整体よりもポピュラーな医療として受け入れられている。

電磁波と人体の関係

このように人間の体からは、微弱ながらさまざまな周波数の電磁波が発せられ、その周波数は臓器ごとに異なり、同じ臓器でも病気になると周波数は変わる——。

電磁波は、「電場と磁場の変化によって発される波動」と定義される。

電磁波と聞くと、「電磁波障害」という言葉が思い浮かび、人体に有害なものといったイメージを抱く人が多いかもしれない。なかには、X線やガンマ線など、人体にとってきわめて有害なものもあるが、明るさを担《にな》う可視光線や温度を担う赤外線など、私たちになくてはならない電磁波も多い。

電磁波は、波長と周波数で分類されるが、すべてが秒速30万kmの光速で移動し、「1秒間で地球を7周り半する」性質を共有する。そして「周波数×波長＝30万km／秒」という関係を持っている。つまり周波数が高ければ、波長は短い。そして波長の長いほうから、つまり周波数の低いほうから、電波、赤外線、可視光線、紫外線、X線、ガンマ線という分類がされている。

ここでもっとも低周波の電磁波、つまり長波長の電磁波である電波に注目してみよう。電波は、300万MHz以下の電磁波だが、波長域によって超長波・長波・中波・短波・超短波・マイクロ波などと細分化されている。

我々を取り巻く環境中には、ラジオ、テレビ、レーダー、通信機器、携帯電話など多種多様な電波機器があり、それぞれが固有の周波数の電波帯域を利用しながら、混乱することなく情報を運んでいる。

テレビは、スイッチをオンにした瞬間、すべての番組の異なった周波数の電波情報が受像機に入り込む。そして好みのチャンネルを押すと、そのチャンネルの周波数と一致（共振）した情報が画面に映像として登場する。周波数の微妙な差によって、運ばれてくる情報は、まったく混線することなく区分されているのだ。

人体から発せられる電磁波もまた同じようなものだ。

細胞が発する電磁波と同じ周波数の電磁波を発する細胞が体外にあると、互いに共鳴反応を起こす。たとえば、胃がんの組織を体に近づけると、その人の胃にがん細胞がある場合、両者は共鳴反応を起こす。

私自身も確認したこうした現象は、このテレビと同じ原理と言っていい。

また、がん細胞が発する電磁波の周波数は、皆まったく同じであり、人種や民族が違っても変わらない。だから、がんのチェックを行う場合、利用するがん組織は、誰のものでも構わない。その人に胃がんがあれば、誰の胃がんの組織とも共鳴反応を起こす。

さらに興味深いのは、この共鳴反応は、周囲の人にも影響を及ぼすということだ。

胃がんを患っている人が、胃がんの組織標本を近づけることで共鳴反応を起こした場合、その人の近くにいる人の体内でも共鳴反応と同様の反応が起こり、近くにいる人の筋力も低下する。100年前にエイブラムス教授が発見したのと同じ現象が起きる。

では近くにいる胃がんでない人が胃がんの組織標本を持っていたらどうだろう?

この場合にも胃がんの患者のがん組織とがん組織標本が共鳴して、胃がんの患者さんの筋力も、近くにいる人の筋力も低下することが確認できた。

そこで私は、メディエータ(仲介役)を使って共鳴反応検査を行うことにした。

大村恵昭博士が、私のがんを発見したO－リングテストのときにも行われた同様の作業である。

メディエータが、左手で胃がんの組織標本を握り、それとともに左手で持った金属の棒を被験者の体近くで移動させる（左写真上・中）。そしてメディエータの右手はO－リングをつくり、そのO－リングを私がチェックする（左写真中・下）。被験者に胃がんがある場合、メディエータの左手が胃に近づいたところで、被験者の胃がん組織と標本の胃がん組織が共鳴反応を起こす。するとメディエータの筋力が低下して、メディエータの右手のO－リングが開いてしまうのだ。

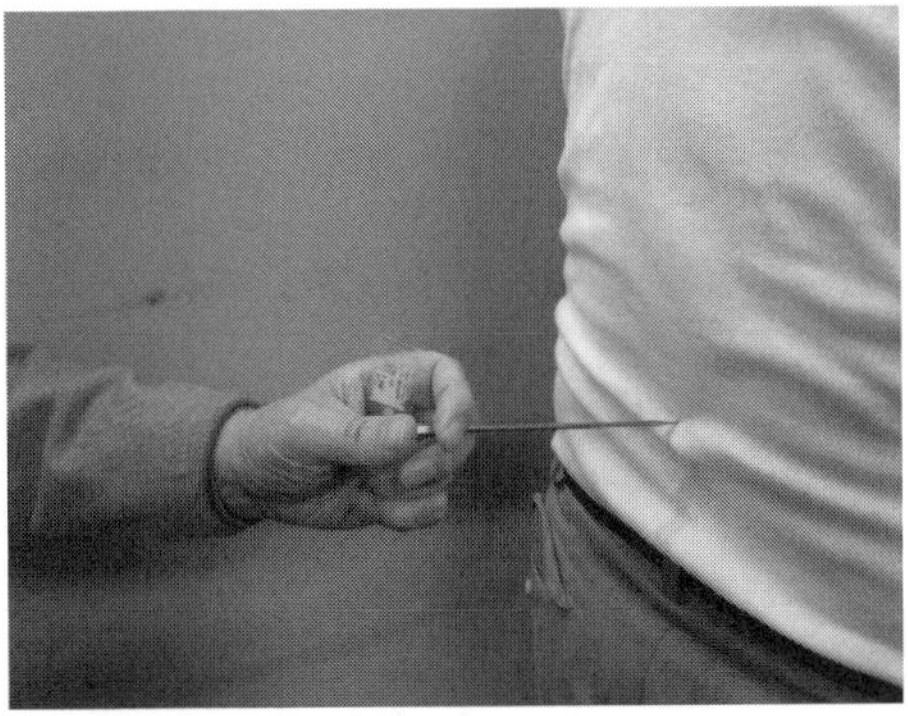

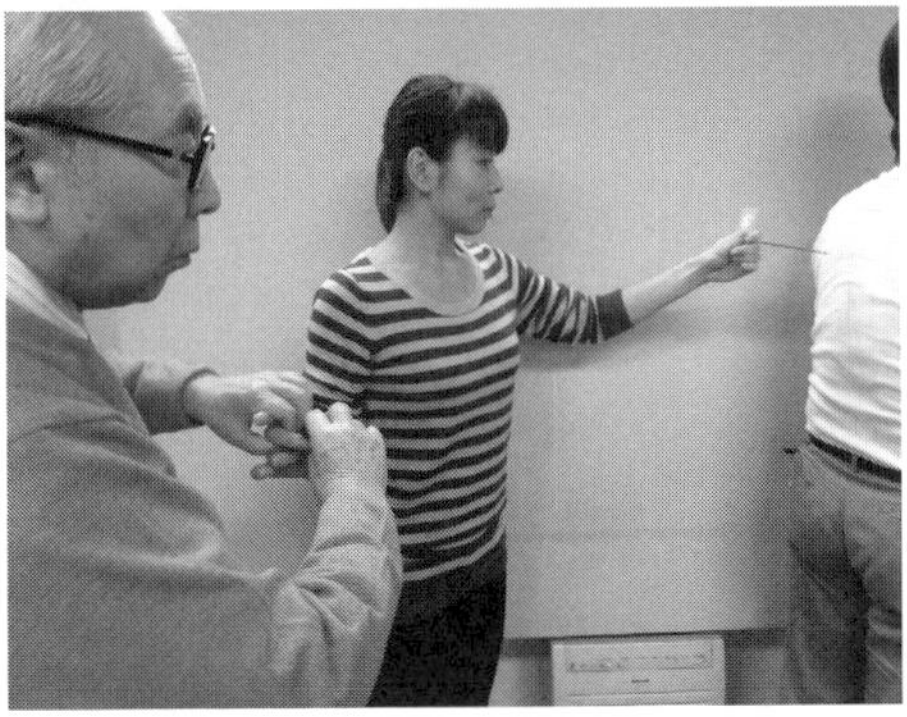

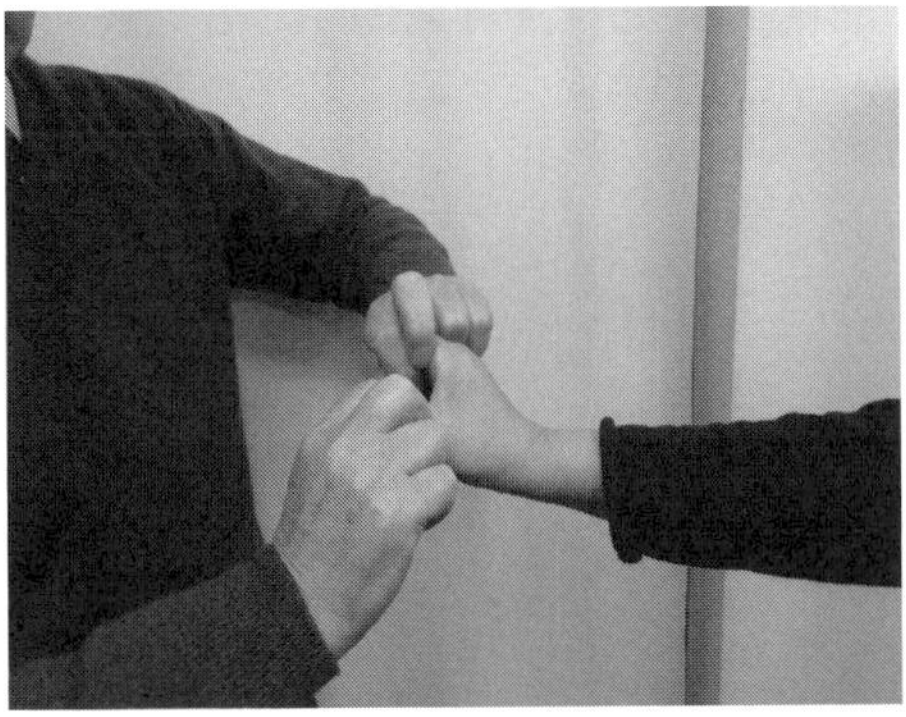

そもそもがんとは何か?

O-リングテストやアプライド・キネシオロジーの勉強をしながら、従来とは異なる診断法について研究を続けていた私は、がん、あるいはがん細胞そのものについても学ぶ必要を感じていた。その一環として、そもそもがんとは何かを整理してみた。

私たちの体内の細胞は、栄養素や酸素、水など血管から送られてくるものは何でも受け入れなければならない。過剰栄養や不眠、ストレス、喫煙などさまざまな要因で、血流がスムーズでなくなれば、細胞の代謝も悪くなり、細胞は最悪の環境に追いやられる。

この「血流障害」が脳で発生すれば、さまざまな脳の疾患のきっかけになる。膵臓で発生すれば、インスリンを出せなくなるので糖尿病になる。慢性腎炎《じんえん》、リュウマチ、膠原病《こうげんびょう》なども血流障害をきっかけとして発症する。

この血流障害の原因として見逃せないのが「背骨の湾曲」である。

体調が不良の人には、背骨に歪《ゆが》みがあるケースが多い。がん患者の場合でも、患部付近の背骨には、必ずと言っていいほど歪みがある。

循環障害や過剰栄養、栄養バランスの崩れ、汚染物質の弊害などがあると、細胞は、苦しみながら過酷な環境で生き延びていくための方法を模索する。そして、ひどい仕打ちをする自分の体には頼らないで生きていくという強硬手段に出る細胞が出始める。

人体のメカニズムから「独立」して生きようとするのである。

がんは、一般に「遺伝子の突然変異によって、正常な分裂・増殖の制御機構を失い、無制限に増殖するようになった細胞群」と定義される。がん・悪性腫瘍の総称は「悪性新生物」だ。この呼称は、過酷な環境に追い込まれ、「人体のメカニズムから独立して生き延びよう」とする細胞が、その遺伝子を変化（変異）させ、「新しい生物」に生まれ変わったことを表している。「独立」せざるをえない「止《や》むに止まれぬ事情」があるのだ。


がん細胞は、条件さえよければ、培養液中で何十年も生き続ける驚くべき生命力を持っている。正常な細胞に不可欠な酸素や多様な栄養源は必要とせず、ブドウ糖さえあれば命を保つことができる。まさに独自にたくましい生命力を獲得した新生物なのである。

そしてがん細胞は、細胞分裂を繰り返して増殖していくと同時に、周囲の細胞も同様の状態に誘い込む。つまり正常細胞をがん細胞に変えてしまう能力を発揮する。この正常細胞をがん細胞に変えてしまう犯人が、すでに述べたように「がん活性（エネルギー）」だ。このがん活性は、正常細胞の遺伝子をがん細胞の遺伝子に変えてしまう非常に強いエネルギーである。

がんの遺伝子を持った細胞は、がん活性を持ち、このエネルギーによって周囲の正常細胞の遺伝子をがん細胞の遺伝子にする。この繰り返しである。

ただし正常な遺伝子から「一人前のがん遺伝子」になるには、それなりの時間がかかる。変わってもすぐにがん細胞の姿になるわけではない。がん患者の体内には、がん細胞の外見をしていない「隠れがん細胞」とも言うべき「がん活性細胞」がたくさん隠れている。

転移の主役・がん活性細胞

がん組織は、独自に生き延びるために、近くの血管から栄養を盗み取るためにがん活性を発する。すると、まるで呪いにかけられたように異常な血管が造られていく。

これが第2章でも述べた新生血管である。

この新生血管は脆弱《ぜいじゃく》なため少しの刺激にも破れて出血する。気管にできれば血痰、尿路にできれば血尿、大腸では便の通過で擦《こす》られて血便が出る。これは比較的早期でも起きる現象だから、不正出血はがんを早期発見するうえで見逃せないサインなのである。

またがん活性は隣接した組織に、まるで波打ち際で水が砂にしみ込むように浸潤する。さらにリンパ管や血管を通してほかの臓器・器官に転移しようとする。これが転移のメカニズムとして一般に語られるものである。

しかし転移の本当の主役は、実は「がん活性細胞」なのだ。

細胞分裂によって増殖していくがん細胞は、組織としてまとまりをもった塊をなすが、がん活性細胞は、必ずしもがん組織と隣接していない。少し離れた細胞ががん活性を獲得することもあり、近接するほかの臓器・器官の細胞にがん活性を伝播させる例も多い。

がんを手術する医師たちも、この「がん活性細胞」の存在に感づいているので、目に見えるがん腫よりもかなり大きく患部を摘出する。しかし、それも当て推量である。

私もかつて外科医としてがん腫の摘出手術を何度も行ったが、周辺の正常に見える組織も切除した。

外科医にも、本当のところどこまでがんを切除すればよいかはわからない。だから、術後の機能障害にも配慮しながら、ぎりぎりのところまで大きく摘出するのである。

見えないがんの「声」を聴く

がんが遺伝子レベルで発症し、末期がんにまで至る「がんの一生」のうち、大半は目に見えない期間だ。

細胞ががん化すると、人体はこれを異物と認識し、免疫細胞が攻撃し、殺す。

しかし、体内の環境悪化などで免疫細胞の攻撃からうまく逃れたがん細胞は、首尾よく分裂を開始する。がん細胞は10〜15年の年月をかけて30回分裂を重ねると、約10億個になる。この段階で、約1gの重さで、直径1㎝程度のがん腫になる。そして目の確かな医師が、MRIやCTの画像を見たときに、これを発見することになる。最近は、PET（ポジトロン断層撮影）の信頼性が低下しているが、PETでもMRIでもCTでも直径数㎜のがんが発見できたならば快挙である。

一方、腫瘍（がん）マーカーは、もっと微細ながんに反応する場合もあるが、目視で確認できなければ、どこに発生しているかわからず、結局適切な対応はできない。

ところが、共鳴反応検査では、1gの1000分の1、1万分の1といった微細、いや、超微細ながん腫をもらさず発見できるという実感を私は得ている。

がん細胞は、成長が進むと発育速度が速くなる。

がんの種類によって差はあるが、たとえば胃がんなら、1gのがん腫は5年前後で進行がん、末期がんの状態になり、人を死にいたらしめるのだ。

がん細胞は、20年前後の歳月をかけて増殖し、人の死とともにその一生を終える。

がんの生涯は、細胞ががん化した段階から始まるわけではない。正常に見える細胞ががん活性を帯びた段階から始まる。もちろんそうした段階で、がんを発見することは、現代西洋医学的なアプローチでは、望むべくもない。

しかし共鳴反応検査ならそれが可能であることを、私は臨床の場で日々確認している。

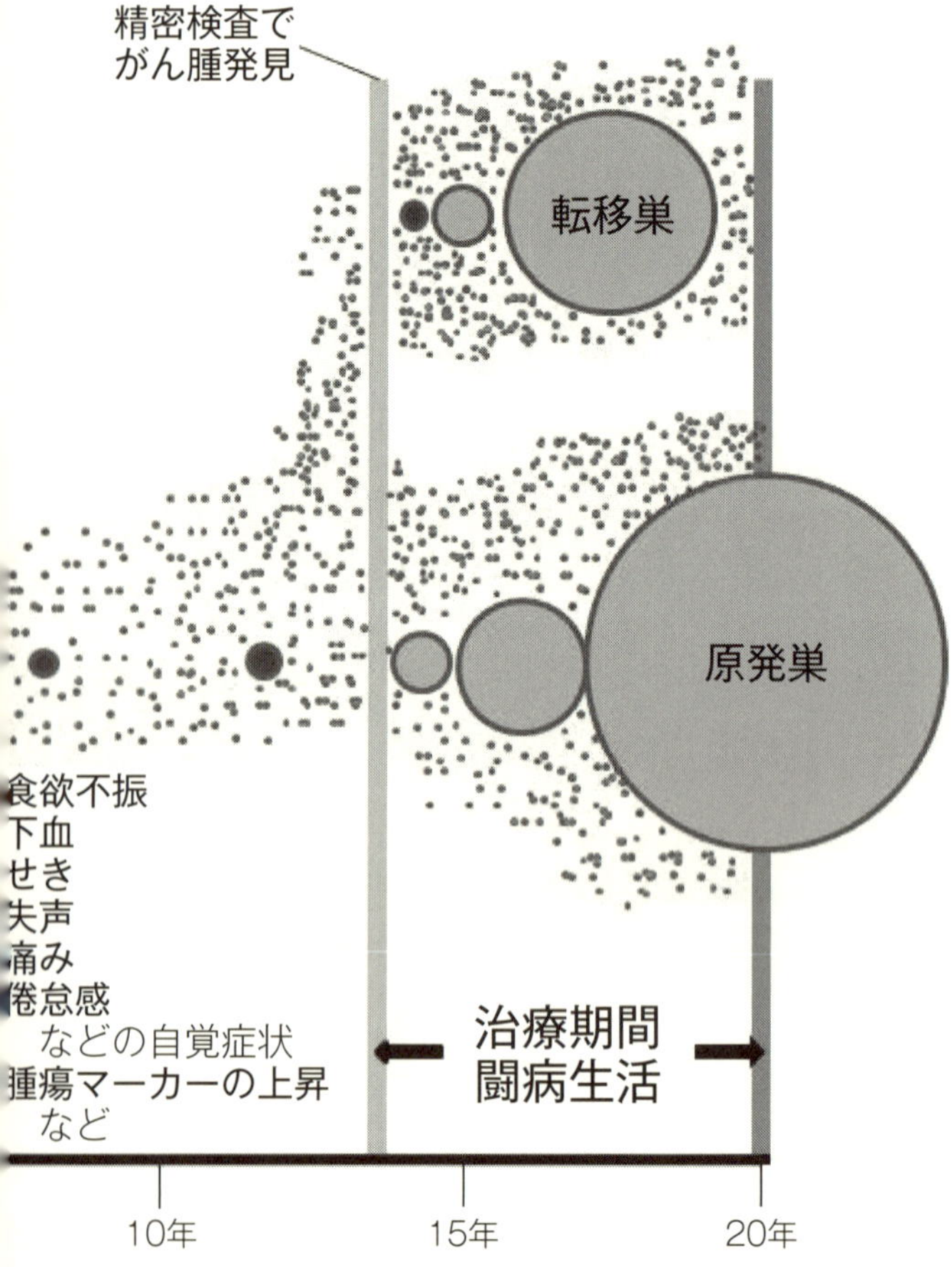

いエリアに拡散し、多くの場合、転移巣をつくる。一方、精密検査で発見されるかなり以前の段階からがん腫は、食欲不振やせき、倦怠《けんたい》感などいわゆる「不定愁訴」と呼ばれる症状をもたらす。

図1　がん発症のメカニズム

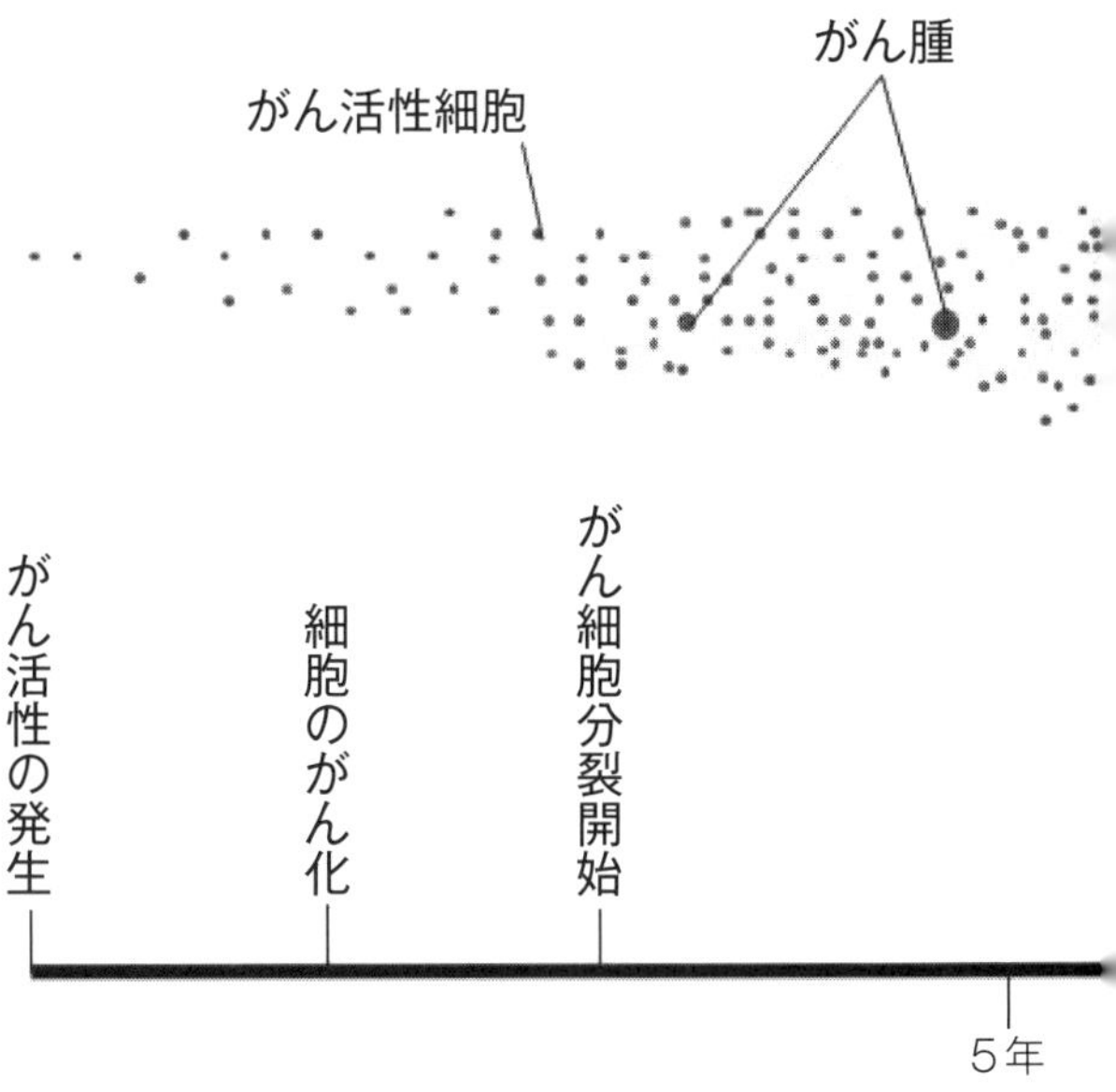

細胞周辺の環境が悪化すると、細胞は、生き残りをかけて、がん活性を発生させ、遺伝子の改変を始める。がん活性細胞は、やがてがん細胞となり、細胞分裂を繰り返すことでがんを増殖させていくことに加え、自らがん活性を発し、周囲の細胞をがん化していく。分裂開始から10〜15年たつと、がん腫は精密検査で発見できるレベルの大きさになる。この段階で、がん活性は、広

第4章
三大療法の限界と問題点

S・Sさん（女性）は、2005年、60歳のとき左肺の腺がんを切除。１年後に再発。神戸の病院で「治療不能」を宣告された（右CT画像）。しかしCEATで４ヵ月後には腫瘍が消失した（左画像）

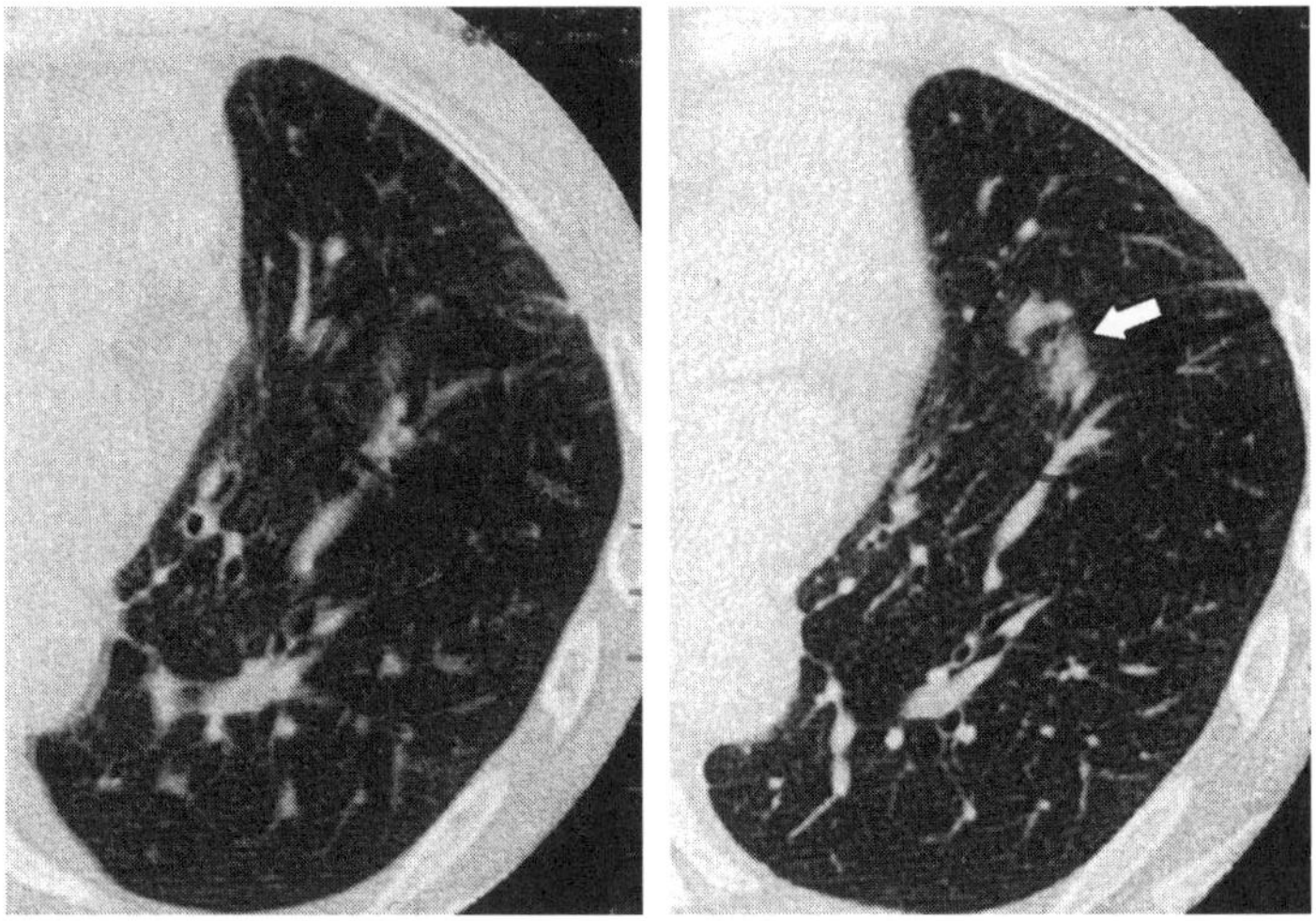

増え続ける患者たち

2人に1人ががんになり、3人に1人ががんで死ぬという現在の「がん全盛時代」が、近い将来に画期的に改善されると予測する専門家は少ない。

117ページの図2は、1990年から2008年に至る日本のがん罹患数《りかん》とがん死亡数の推移だ。

罹患数とは、その年に新たにがんと診断された人の数だ。検査をしたら胃がんであることが判明したというとき、罹患者が1名増えたことになる。

たとえば、2007年のがん罹患数は約70万4000人、死亡数は約33万6000人だった。2007年に約70万4000人が新たにがん患者の仲間入りをし、約33万6000人ががんで死亡したということだ。「約70万4000人のがん患者のうち約33万6000人が死亡した」という意味ではないが、両者を比較することによって死亡率の概数と推移を単純計算で把握することができる。

現代医療では、5年生存率が治癒率と同義に使われている。つまりがんが発覚したその日から5年後にも生存している患者は「治癒したことにする」のだ。

しかし、がんが発覚してから5年後に生存していた人がその後に亡くなる例は非常に多い。5年後に生存はしているが、延命治療が続けられているという例が多く、瀕死《ひんし》の状態が続いているという例もある。これと比べれば、がん死亡数にはあやふやさが小さい。

117ページの図3で示された数字が、その年のがん死亡数を罹患数で割ったがん死亡率の概数の推移である。死亡率は、2003年に大きく下がった後に2004年に増加しているが、それ以外では年々減少している。

ただし、がん死亡数が減少しているわけではない。年々着実に増加している。がん罹患数が、それをしのぐ率で増加しているために死亡率が減少しているのだ。がん罹患数とがん死亡数がともに増加していることの第一の要因は、日本の高齢化だ。個々のがんによって異なるが、がんはおおむね年齢が上がるほど罹患率も死亡率も上昇する。

長生きをする人が増えれば、必然的にがんになる人も亡くなる人も増えるのだ。

この高齢化を織り込んだ罹患率と死亡率は、それぞれ年齢調整罹患率、年齢調整死亡率と呼ばれ、がんの年齢調整罹患率は1970年代から上昇しているものの、年齢調整死亡率は、1990年代半ば以降、低下している。

しかし、こうした統計自体の信憑性にさまざまな疑義が指摘されている。

最新の「5年生存率」データは、1999～2002年に調査したものであり、しかも大阪府、宮城県、山形県、新潟県、福井県、長崎県の6府県の登録情報からの推計によって作られている。これに対して、全国の罹患率は、21府県の2007年の登録情報から推計されているのだが、これすら全容が描かれているわけではない。

こうしたデータの信憑性を高めることを意図した「がん登録推進法」が2013年12月に成立した。これは、国内の全病院にがん患者の情報提供を義務づけ、国は情報を蓄積するデータベースを新設し、がん患者の実態を把握して、がん対策に活用するというもので、2016年1月からの運用をめざすという。

こうしたデータが、ごまかしなく正確・緻密に収集され、整理されたならば、現在のデータでは見えない新しい発見があるだろうと期待している。

ただし一方で、現代西洋医学的がん医療が進歩しているとは言いがたい現実が、さらに明確に見えてくるだろうとも思う。

本書の冒頭に挙げた、アメリカ連邦議会の技術評価局（OTA）のがん問題専門委員会による1990年の「OTA宣言」以降、がん医療は一定の進歩をみせているとも言えるが、その進歩は「三大療法」の進歩によるものとは考えにくい。

図2　日本のがん罹患数と死亡数の推移

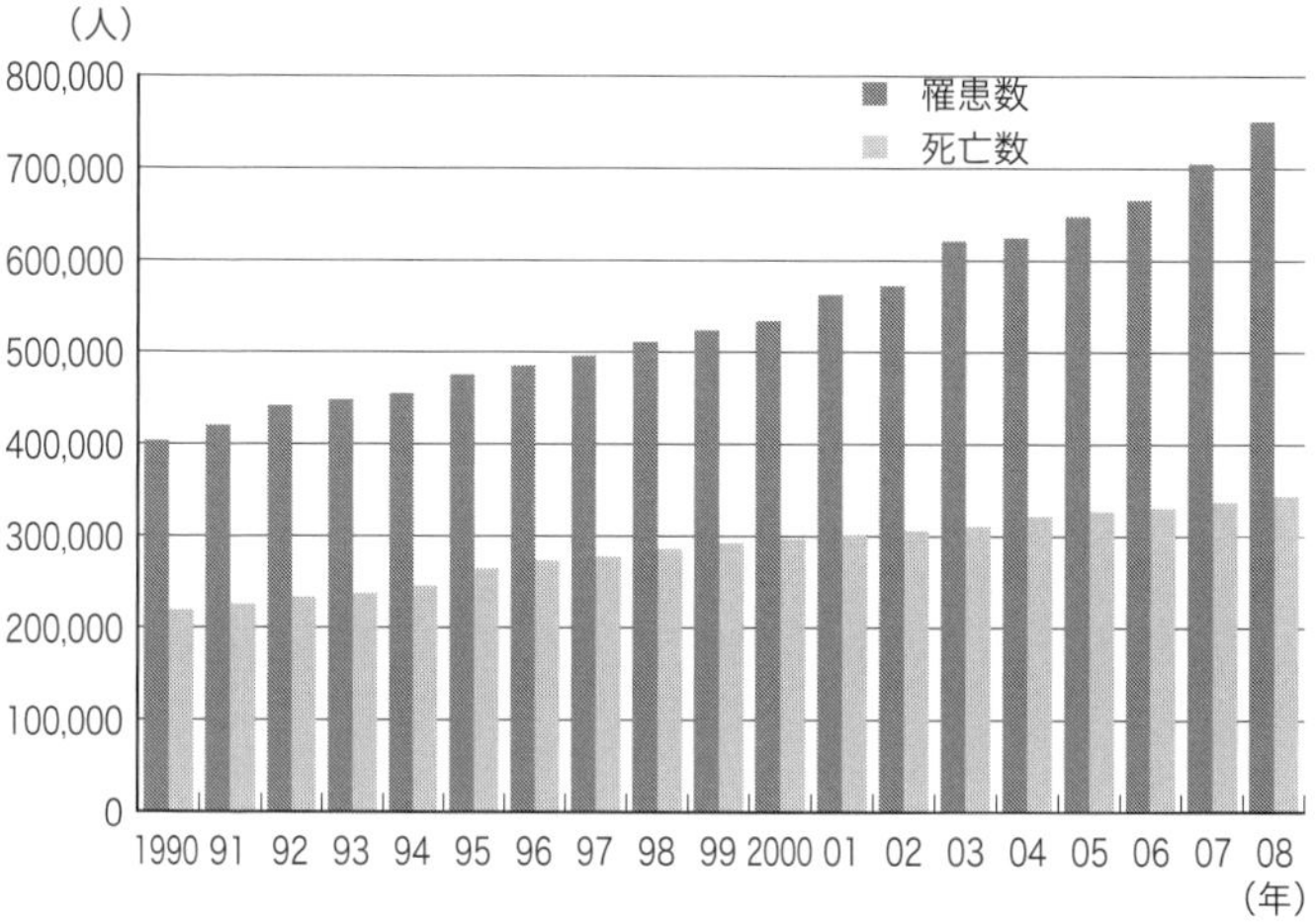

図3　がん死亡率の概数推移

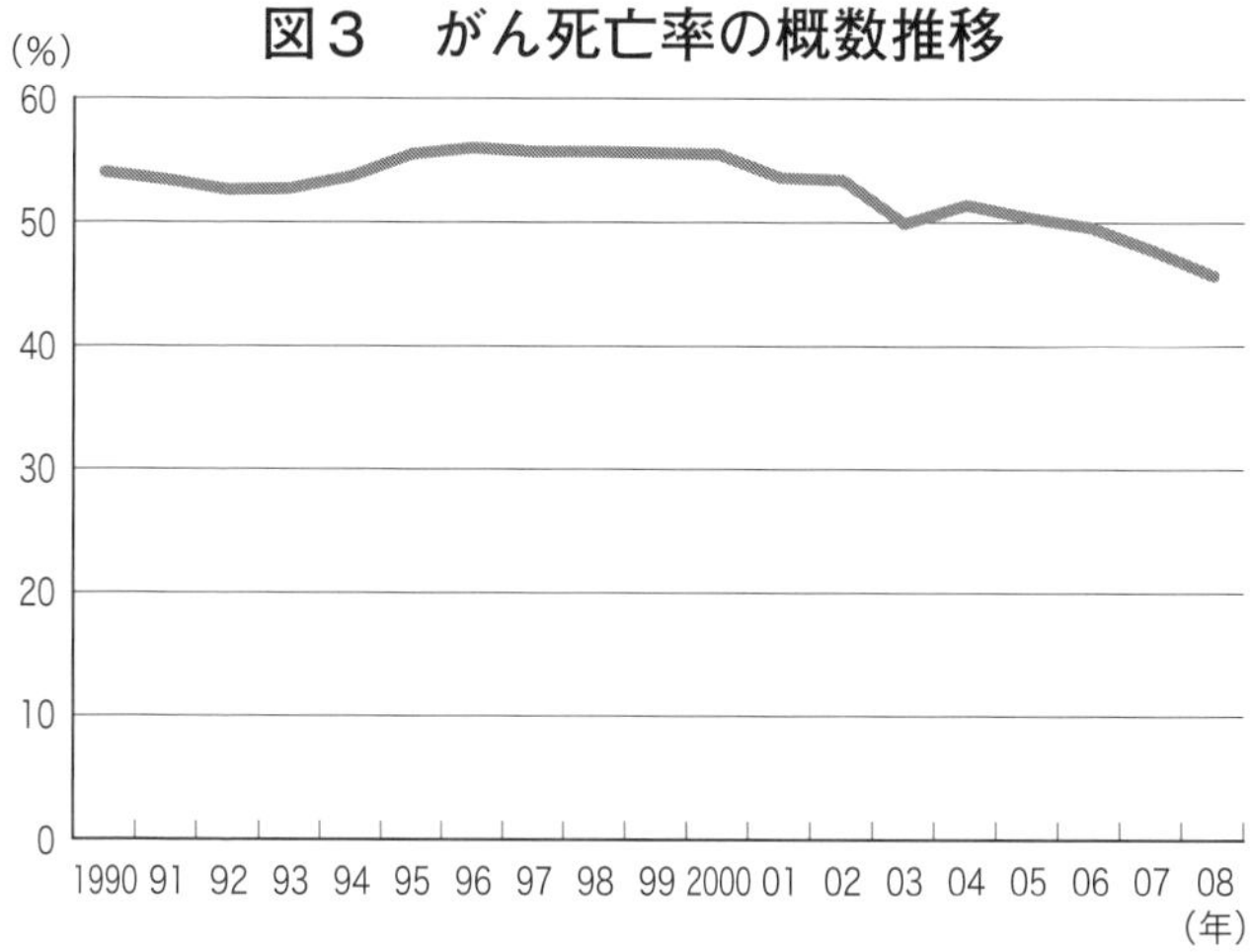

出所：独立行政法人国立がん研究センターがん対策情報センター

進歩した手術療法の限界

がんの「三大療法」すなわち手術療法、化学療法、放射線療法は「標準治療」とも呼ばれ、がんと判明したら、まずこの３つの選択肢から治療法が選ばれる。

がんが発見された場合、通常、手術で摘出できる状態ならば、日本では手術が行われる。

確かに外科技術の進歩は目覚ましいものがあり、縮小手術が主流となり、機能温存手術の方向に向かっている。以前なら開腹手術しかなかったものが、内視鏡下手術や腹腔鏡下《ふくくうきょうか》手術などによって患者の身体的・精神的なダメージを大きく軽減できるようになった。胃や大腸の粘膜の腫瘍など消化器系の初期のがんならば、内視鏡下で表層を切除するだけだから、入院期間も数日ですむ。

こうした外科の技術の進歩は、がんの治癒率に少なからぬ貢献をしていると考えられる。

しかし手術が巧みにできるようになっても、隠れている微細ながん腫を見つける検診能力がなければ、しょせんあてずっぽうである。

見えているがん腫の周りを大きめに切除したら、がん腫が全部取れたという場合は、それで一件落着だが、それも偶然の産物である。

余命を短くする抗がん剤治療

一方、抗がん剤による化学療法は、手術の前後に行われるほかに、手術不能な場合にも行われる。

多くの臓器のがんに関して、抗がん剤による延命効果は長くても数ヵ月であることが各種統計で示されている。

しかもがん患者全員が延命効果の恩恵を受けられるわけではない。せいぜい2割ほどの患者で効果を示すのみで、残りの8割には、何の効果もない。

それに加え、強烈な副作用によってむしろ余命を縮めている例も多い。

そもそも薬事法において、抗がん剤の承認基準に「延命効果」という項目はなく、安全性と腫瘍の縮小が確認されれば認可されてきた。しかも腫瘍の縮小が、わずか4ヵ月間に被験者の1~2割の人で確認できれば効果ありと判断されるという甘さなのだ。もし被験者の5割以上での腫瘍縮小を求めたならば、この世から抗がん剤は消滅する。

抗がん剤へのさまざまな批判に対応するために、厚生労働省は2006年に、「延命効果」という項目を抗がん剤の承認基準に加えた。胃や大腸、肺など患者が多いがんの場合、延命効果を調べることが可能であると判断し、延命効果を調べる臨床試験を実施し、申請時にデータを提出するように求めることになった。ただし患者数が少なく延命効果の確認が難しい臓器の抗がん剤については、腫瘍の縮小効果だけでの申請も認められている。そして、その効果が、2～3割の患者に対して、1～2ヵ月といったレベルの延命効果でも承認されている。

だから2006年以降に新たに承認された抗がん剤の効果も、たかが知れている。

20年以上前に承認された「古典的抗がん剤」が現在でも活用されている事実が、その後の抗がん剤に圧倒的な進歩が見られないことの証拠である。

実際に抗がん剤でがん腫が消滅したという事実はほとんどなく、完治など望むべくもない。

何の治療も施さなければ半年の余命しかない患者が、抗がん剤によって5年間生存するという「快挙」が発生したとすれば、その患者の体質やがんの特性と、抗がん剤の特性がフィットした非常にまれな例と考えられる。

そのうえ、抗がん剤には「抗がん剤耐性遺伝子（ADG：Anti-Drug Gene）」の問題がある。

1985年、アメリカのがん研究の中心基地である国立がん研究所（NCI）のビンセント・T・デビータ所長は、連邦議会で次のような証言をした。

「抗がん剤をがん患者に投与すると、がん細胞はすぐに自らの遺伝子を変化させ、薬剤耐性を身につけ抗がん剤を無力化する。したがってがん治療において抗がん剤は、ほとんど役に立たない」

運よく効いている抗がん剤でも、薬剤耐性によってやがて効かなくなるという現象だ。

しかし、日本の国立がん研究センターなどは言うに事欠いて、「抗がん剤の役割は、延命だけでなく、がんの症状の悪化を抑え、患者の生活の質を維持することにもある」という主張をしている。

抗がん剤が、患者の生活の質を大きく低下させていることは疑いのない事実である。抗がん剤の恩恵に浴するよりはるかに多くの患者が、抗がん剤の副作用によって余命を短くしているのだ。

「患者の生活の質を維持する」とはいったい何のことを言っているのか、理解に苦しむ。

放射線の根本的問題

放射線療法は、身体を傷つけることなく、体内の狙った場所のがん腫を殺傷できるという特性を持ち、精巣《せいそう》がん、子宮頸《けい》がん、前立腺がんなどでは特に効果が大きい。

他の療法と比較して体への負担が小さく、体力のない患者にも使える。手術や化学療法と併用する例も多く、進行がんの治療にも活用されている。ガンマナイフ、サイバーナイフ、陽子線、重粒子線など、これまでさまざまな技術・装置が開発され、臨床に活用されている。

しかし問題は、放射線自体が「発がん因子」だという点だ。

放射線には、抗がん剤と同様に正常細胞までも死滅させてしまうため、皮膚や骨髄、消化器系の粘膜、生殖器などに悪影響を与える。骨髄細胞が破壊されることで、免疫力が低下したり、貧血に悩まされたりする。発熱、頭痛、吐き気、疲労、しびれ、発汗などの副作用も伴う。さらに放射線被ばくの上限を超えることができないので、長期にわたって治療にフル活用することもできない。

放射線を照射するとがんはほぼ例外なく縮小するが、また再び大きくなることが多い。そこで再度照射する必要が生まれるが、無制限に照射することはできない。照射するタイミングとレベルが重要で、放射線療法専門医には熟練が求められる。しかし熟練した放射線療法専門医を擁する医療機関は、日本に数えるほどしかないのが現状である。

しかも放射線療法を受けた多くの患者は、後遺症に苦しんでいる。

たとえば顔面部への放射線照射で、唾液《だえき》分泌機能が破壊され、唾液分泌障害で生涯苦しんでいる患者は多い。頸部や腋窩《えきか》リンパ節に放射線を照射した人は硬結、つまりしこりが生涯残る。下腹部に放射線を照射した患者は、細い尿管がさらに狭くなって排尿障害となり、これを解消するために管を入れ、たびたびそれを交換しなければならない例が多い。

さらに抗がん剤や放射線には、根本的な問題がある。

本来、がん細胞との闘いの主役であるはずのNK細胞をはじめとするリンパ球を抑え込んでしまう点だ。抗がん剤や放射線は、がん細胞を死滅させるために闘いながら、一方ではがん細胞を応援してしまっているのだ。

このように、がんを完治させるという目標を設定したうえで三大療法を検証していくと、その限界はあまりにも明白だ。

でたらめな診断がまかり通るわけ

2011年4月、私のクリニックにやってきた加藤和夫さん（仮名）という53歳の男性は「背中に柔らかい掌大の腫瘍ができたんです」と言った。右の肩甲骨の少し下方にできた腫瘍は、一見して脂肪腫《しぼうしゅ》、つまり脂肪の塊である良性腫瘍に見えた。念のため、共鳴反応検査を行ってみた。やはりがん活性はなかった。

そこで知り合いの外科クリニックに手術を依頼したが、そのクリニックは、やや脂肪腫が大きいので大事をとって大学病院に手術を要請した。さっそく大学病院で手術が行われ、脂肪腫を摘出し、皮膚を植えて手術は終了した。

ところが、手術から10日ほどたって大学病院の担当医が「切除した脂肪腫は脂肪肉腫《にくしゅ》の疑いあり」と加藤さんに告げたという。「脂肪肉腫は悪性腫瘍なので、一度手術をした部位の再手術を行い、背筋を深く切り取る必要があります」と担当医は言ったというのだ。

その話を聞いて、私はびっくりした。

「共鳴反応検査でがんの活性がないのだからその必要はない」

そう言って加藤さんに手術を断るように伝えた。彼は私の言うとおりにしてくれた。

手術をしないまま2年半がたつが、加藤さんに再発の気配はいっさいなく、がん活性もない。やはりがんではなかったのだ。

なぜこんなでたらめな診断が、最高峰であるはずの大学病院という医療機関で行われているのか。

腫瘍が悪性か良性かを判断する確定診断は、病理組織検査によって行われる。

現代西洋医学的最終診断は、病理組織検査であり、患者の運命を決める荘厳《そうごん》な審判である。

病理組織検査の結果を待って、生命保険やがん保険などの保険金が下りる。治療方針から死亡診断書にまで、この病理組織検査の結果がついてまわる。

その病理組織検査に誤りが多いと言ったら、あなたはどう思うだろう?

実は、病理組織検査の診断にはグレイ(偽陽性)ゾーンがかなり広く、検査担当者が結論をくだせずに困惑するケースが非常に多いという。これを告白してくれたのは、私の知り合いの病理専門医、細胞診専門医たちである。

顕微鏡で見ただけで判断がつかなければ、主治医にヒアリングをすることもあるという。たとえば、肺がんが疑われている患者ならば、喫煙者か否かを聞いて「悪性」に決定するといったこともあるという。しかし「疑わしきは良性」となることはありえず、確信が持てないままに悪性腫瘍と判断されてしまうことは少なくない。がんの既往歴がある人に対しては、特にその傾向が強い。「がんの既往歴」自体が、グレイゾーンであった例が少なくないと私は想像する。

この手の誤判断で私がもっとも多く確認しているのは、カビの一種であるカンジダ菌が胃に繁殖した胃カンジダ症を胃がんと間違えるケースである。もちろん、みな手術を行っている。

そして、あやふやなまま悪性腫瘍と判断された患者は、それ以降、「がん患者」としての道を歩まざるを得ない。

がん検診が患者をつくる

この章のはじめに、高齢化ががん患者増加の原因と述べたが、それ以外にもがん患者の増加の原因はいくつか考えられる。

そのひとつとして、がん検診などによる早期発見数が増加していることが指摘されている。意外にもがん検診の受診率は、目覚ましい増加をみせてはいない。しかし、がんの検査法は精度を高めており、がんは以前よりもかなり小さいものまで発見されるようになった。

胃がんや大腸がんなど消化器系では、定期健診レベルで早期のがんがみつかる。また腫瘍マーカーをチェックする血液検査ならば複数のがんのスクリーニングが可能であり、健康診断やがん検診で以前なら発見されなかったがんが見つかる例は増えている。

だが、周知のようにこうしたスクリーニング検査はきわめておおざっぱであり、スクリーニングで引っかかって、精密検査で「異常なし」と言われる例がほとんどだ。

では、精密検査の精度は高いかというと、実際は誤りも多い。

なにしろ早期発見というだけにがん腫は相対的に小さい。がん腫が大きくなっていれば、迷わず「悪性」と決められる例は多いが、小さい場合には、細胞の詳細な観察と適切な判読が必要となる。早期であればあるほど判断ミスが多くなるのは当然なのだ。

２００５年、アメリカ、カナダ、中国の研究チームによる調査で、がんの初期診断での誤診率が非常に高いというデータが、アメリカの医学誌「Ｃａｎｃｅｒ」オンライン版に発表され、世界中のがん専門家が注目した。

アメリカのピッツバーグ大学医学部などによって、２００２年から行われた調査で、がん患者の12％が初期段階で誤診を受け、治療の遅れのみならず、不要な検査・治療などによる医療費の無駄づかいなどの被害を被っていることが明らかになった。原因は、試料の取り違えなどの単純なミスに加えて、検査室での判読の誤りが多くを占めていたという。さらに年間12万8０００人のアメリカ人が誤診による損害を被っているという具体的な数字も明示した。

そして最終決定プロセスである病理組織検査や細胞診の精度に関しては、すでに紹介したとおりだ。この病理組織検査で判定ができないままに、「経過観察」という判断がくだされる患者はさらに災難だ。経過観察と言いながら、「がんかどうかわからないので、とりあえず治療をしてみましょう」というでたらめが通用し、抗がん剤が投与される例が多いのだ。

早期がんは、治療の成果が上がりやすいことに加え、致死性のがんであっても、死亡までの期間が長い分、延命期間の上乗せができ、５年生存率を高める効果がある。

これは、抗がん剤の効果を実際より高く評価することを意味し、医療界にとっても製薬業界にとってても大きな利益につながる。

「早期発見、早期治療」という美名のもと、がん検診がビジネスに利用されているのだ。

さすがに、明らかにがんではない人を、がん患者に仕立てて、がん治療を行う医師はいない。しかし、「がんの疑いあり」という人をがん患者として治療する例は少なくない。医師にがんを宣告されて、その結論を疑う人は少ない。セカンドオピニオンを求めても、現代医学のレベルでは解決にならない。その手の誤診は数多く報告されているが、疑いだけでがん患者にされてしまう例はそれよりはるかに多いだろうと私は考えている。

もちろん、その実数は誰にもわからないまま「治療」を行った結果は、必ず「完治」となり、主治医の手柄となる。

がんと間違われて治療される恐怖

松谷哲也さん（仮名）は、69歳だった2012年4月12日、東京の新宿区にある大学病院で、右肺上葉に2cm大の腫瘍を発見され、小細胞がんの診断を受け、さっそく、右肺の上葉と中葉が切除された。また7月24日、肺気腫《はいきしゅ》で再度手術を受けた。

小細胞がんとなれば、再発や転移の危険性は高い。警戒を続けていた2013年4月12日、左視野狭窄《きょうさく》で脳のMRIを撮ったところ、右後頭部に直径6㎝の腫瘍が発見され、肺がんからの転移であると言われ、摘出手術が行われた。

松谷さんはある人の紹介で、今後のことを相談するために、私のクリニックを13年5月7日に訪れた。私は、実態を把握するために共鳴反応検査を行った。しかし手術後には通常残っているはずのがん活性が、脳にも肺にもない。ただ、肺にA群連鎖球菌とサイトメガロウイルスがあったのみである。

松谷さんの体の中で、実際には何が起こったのか？

大学病院への通院を中断していたところ、6月に入ってから、大学病院の主治医から「抗がん剤をやったほうがよい」という電話があり、断ってもなお、抗がん剤勧誘の電話が続いたという。

私は松谷さんに、大学病院から彼の肺の病理組織を借りてもらうように頼んだ。

松谷さんは快諾し、数日後に肺の病理組織を借りてきてくれた。

私は、その病理組織を共鳴反応検査でチェックしてみた。すると驚いたことに、がん活性はまったくなかった。

私は、大学病院の主治医に手紙を書いた。

「松谷哲也さんは、肺がんでも脳腫瘍でもありません。脳への転移と言われたそうですが、たとえ悪性であってもそんなに早く6㎝もの転移巣ができるはずがなく、たぶん、脳の腺腫（良性）が以前からあって、肺とは別にゆっくりと増殖し、たまたま肺の術後に症状が出たのではないでしょうか。長い喫煙歴があり、肺がんを疑うのは理解できますが、6月6日の段階では、がんの活性はどこにもありません」

これに対する大学病院からの返答は、いまだにない。

現在、松谷さんは、なんの治療もせず経過観察に私のクリニックに来ているが、まったく元気で異常はない。私の経験上から言えば、肺がんに見えたのは、A群連鎖球菌やサイトメガロウイルスに侵された細胞群だったのだろう。そして脳の腫瘍も良性腫瘍だった。しかし、肺の組織検査で悪性腫瘍と読み間違い、その流れで、脳の腫瘍も悪性と判断されてしまったということだ。

右肺の上葉と中葉も、右後頭部も摘出の必要性はまったくなかったことになる。

大学病院において、正常組織を切除するといった恐ろしいことが、日常的に行われている可能性があるということだ。

検査漬けの原発不明がん

組織検査が適切に行われれば、そのがんが、その臓器にできたものか、ほかの臓器から転移してきた転移性がんかはわかる。しかし、それがどこから来たのかわからない場合がある。このようながんを「原発不明がん」という。

原発不明がんは、がんのすべての症例の数パーセントのレベルとされているから、毎年数万人レベルで確認されていることになる。しかし実際には、それよりもさらに多いと私は感じている。

原発がどこかがわからない場合、転移先のがんも治療をしないのが定石とされる。元がわからないのに移った先の手術をしたり、抗がん剤を処方したりしても、体に負担をかけるだけで、トータルなケアにはならないからだ。

適切な治療が施されないのだから治癒率が高いはずもない。治癒の目安とされる5年生存率が、原発不明がんは14％前後とされている。しかも原発巣が「見える大きさ」になるまで待つしかないのだから、原発不明がんの場合、5年生存率は治癒率とはまったく異なる。

そこで医師たちは、あらゆる手を使って必死に原発巣を探そうとする。「検査漬け」だ。

発見しにくい臓器に原発巣があっても、目で見えるだけの大きさになっていれば、発見の可能性もある。しかし原発巣がまだ目に見えない大きさということもある。最初にできたがんがあまり増殖しないうちに、別の臓器に転移し、転移先の腫瘍がどんどん増殖してしまうということである。

原発不明がんでは、延々と検査を続けることになり、日本のように医療保険制度が整備されていないアメリカでは、検査経費だけで自己破産を余儀なくされるといった別の悲劇も生まれている。裏返せば、医療保険が整備されている日本では、原発不明がんが、保険医療費増大の原因のひとつになっているということだ。

そして検査漬けによって、CTやX線検査で放射線を浴びるだけでなく患者を精神的に追い込んで、生命力を低下させていくことになる。その結果、次に紹介するような悲劇も生まれてしまう。

健康な臓器摘出という悲劇

石田孝雄さん（仮名）は、２００４年３月ごろよりカゼ気味だったので地元、埼玉県の総合病院で肺のX線写真を撮ったところ肺に転移性の腫瘍があるという診断を受けた。彼が74歳のときのことである。転移性となれば、原発巣を探さなければならない。担当医は「たぶん甲《こう》状腺《じょうせん》がんからの転移だろう」と判断し、甲状腺の摘出手術を行ったが、がん腫はなかった。次に大腸がんを疑い、内視鏡による検査を行ったが、ポリープしか発見できず、このポリープを摘出した。どこから転移してきたがんか判明しないまま1年以上が過ぎた。

総合病院での検査だけでは埒《らち》が明かないと思ったのだろう。石田さんは、2005年6月2日に私のクリニックを訪れた。

持参した肺のCT画像では左上葉外側に2個のがん腫が確認できた。さっそく共鳴反応検査を行ってみると、肺全体と大腸にがん活性が確認された。つまり肺の転移性腫瘍は大腸がんからのものであることがわかったのだ。大腸の内視鏡検査を行ったにもかかわらず発見できなかったのは、まだ目に見える大きさになっていなかったからである。希望によりマイクロ波照射療法とNK細胞の免疫療法を行った。

大腸のがん活性は、まだ強くはなく、13回マイクロ波を照射しただけで消えた。そして、マイクロ波照射を23回行った2006年12月に肺のがん活性も消失した。そしてその後に総合病院で撮影したCT画像でも左上葉外側の2個のがん腫の消失が確認された。2013年9月時点で、石田さんに異常はない。

石田さんの例では、やるに事欠いて、健全な甲状腺を摘出してしまったのだ。

現代西洋医学の限界を考えれば、患者を救いたいと思う医師がここまで先走った行動に出るのもまったく理解できないわけではないが……。

しかし共鳴反応検査なら、原発不明がんの原発部位判明率は100%である。がん活性をチェックする共鳴反応検査は、見えるようになるはるか以前の微細ながん腫でも確実にとらえることができる。それも5分程度の所要時間でである。

そのために、私のクリニックでの原発不明がんの治癒率は72%前後である。これは5年生存率ではなく「すっかり治った」比率である。しかも多くの患者さんは、私のクリニックにやってくるまでに検査を続け、転移がんを進行させてしまっている。速やかに共鳴反応検査を行って原発巣を確認し、マイクロ波の治療に入れば、治癒率はさらに飛躍的に高くなるだろう。

世界の潮流は代替医療重視

近年、アメリカでは、がん研究の主柱である国立がん研究所（ＮＣＩ）が中心になって、三大療法にこだわらないがん治療の広範な研究に着手している。

がんと闘う武器として、免疫療法や温熱療法、ゲルソン療法、鍼灸療法、漢方などのさまざまな代替医療に目を向けるようになった。

なぜなら代替医療のほうが、現代西洋医学の治療法よりがん患者の生存期間を長引かせ、死を安らかなものにできるという意味で、優れていることを知ったからだ。

アメリカの医学研究の中心拠点である国立衛生研究所（ＮＩＨ）に国立補完代替医療センター（ＮＣＣＡＭ National Center for Complementary and Alternative Medicine）が１９９２年に設立された。ＮＣＩもこのＮＩＨの一機関であり、ＮＣＣＡＭの成果が生かされる位置にいる。このＮＣＣＡＭは、中医学、アーユルヴェーダ（インド伝統医学）、瞑想《めいそう》、芸術療法、音楽療法、マッサージ、気功、レイキ、各種サプリメント……と、それこそ日本の権威ある医師たちが卒倒するような古今東西の多種多様な代替・相補医療をトップクラスの研究者たちが真剣に研究し、その成果を発表している。

ＮＣＩに関して言えば、２００７年のがん研究の年度予算は１・２億ドル（約１２０億円）だったが、そのうちの70％以上にあたる約８８００万ドル（約88億円）が代替・相補医療に費やされたという記録がある。

こうした代替医療重視の動きは１９９０年代以降、アメリカ以外の先進国でも活発になっている。

しかし、古くから湯治や漢方薬、生薬、鍼灸などの恩恵を受けてきたはずの日本だけは、その例外だ。代替医療を徹底的に無視しようとする。

アーユルヴェーダや瞑想には手を付けないとしても、日本の大病院の医師たちが、抗がん剤や手術から距離をおいて、生活習慣や食生活の質、冷え性対策などの知識を備え、それを治療に生かす姿勢を持てば、がん治療における成果は確実に出るはずだ。

だが、国立がん研究センターをはじめとする日本のがん医療の拠点や大学病院、総合病院などで、「三大療法＋アルファ」の枠から出ようとする医師が出てくることは期待できない。代替医療の世界に足を踏み入れれば、「異端者」のレッテルを貼《は》られ、もう日の当たる道に戻ることができなくなるからだ。

その一方で、世間を眺めれば、現代の「がん医療の穴」を埋めるための療法は乱立の様相を呈している。

サプリメントや健康食品、漢方、断食療法、免疫療法、さらには霊能までさまざまなものが提案されている。その中には、科学的根拠が皆無の詐欺的なものも混在している。

がんを宣告された人々は、あらゆる手段を模索する。

特に現代のようにインターネットが発達した時代には、多種多様な療法の情報を集め、財布と相談しながら、さまざまな治療を試すものである。

私は、がんをもたらすに至った体内のアンバランスを矯正し、治療効果を支援するために、サプリメントを中心としたさまざまな方法を長年にわたって検証し、効果のあるものは推奨している。

ただし、個々人によって効果が異なり、ある人には圧倒的な効果をもたらしても、別の人にはまったく効かないといった例も多い。その人の体質に合ったものであれば効くし、合わなければ効かない。

そもそも日本が世界に誇る「国民皆保険」は、こうしたタイプの代替医療との相性がよくない。代替医療が、普通の医療機関で活用されるためには、薬事法上の承認を得て、保険の適用を受ける必要があるが、そのためには、現代西洋医学的な手法での安全性と効果の実証を動物実験から臨床試験まで積み重ねなければならない。そのためには、長い期間と莫大《ばくだい》な投資が必要だ。

いやそれ以前に、西洋医学的な根拠が必要だが、もともと代替医療は、西洋医学によって生み出されたものではないから、西洋医学的な根拠を語ることは難しい。

「抗がん剤よりは確実に効く」といえるサプリメントがあったとしても、それを薬事法と健康保険制度のラインに乗せることは実質的に不可能なのだ。

しかも日本の医学部では、学生に代替医療を教育するシステムがない。ずっと目を背けてきたために、カリキュラムすら作成できないのだ。

アメリカでは、NIH（国立衛生研究所）がNCCAM（国立補完代替医療センター）を設けたことに呼応して、ハーバード大学をはじめとする多くの大学医学部が、代替医療を研究し、学生にも代替医療に関する教育を施している。

それ以降の20年間で、アメリカでのがん死亡率は顕著に減少している。

アメリカがん協会が、2013年に発表した2013年中の5年生存率（2009年までのデータをもとに2013年の成績を予測）は、68％に達している。

日本でがんと向き合う医学者・医師たちは、この事実を直視しようとせず、ひたすら「三大療法＋アルファ」の道を歩んでいる。がん医療に関して、欧米は、現代西洋医学一辺倒から路線を変更し、日本だけが、現代西洋医学の信奉者という奇妙な事態になっているのだ。

「放置医療」は現代西洋医学の敗北宣言

1996年に『患者よ、がんと闘うな』という書籍を出して以来、元慶應義塾大学医学部講師の近藤誠氏は、「がん治療有害・無用論」を一貫して訴え続けてきた。

強大な権威を誇る一流大学医学部にあって、将来を嘱望されながら、体制に真っ向から対決するのはあまりにも損な役回りである。出世の道を閉ざされ、居心地の悪い環境の下で、厚生労働省や権威ある医学者たちが最も言ってほしくないことを語るのは、途方もない情熱と勇気が必要だ。その異端児ぶりに敬意を表したい。

抗がん剤がほとんどのがんには効かないという主張をはじめ、近藤氏が語っていることの多くは真実である。

しかし近藤氏は、がんが判明した患者が「どうしたらよいでしょうか？」と質問した時に、「手術も抗がん剤もやらないほうがいいですよ。治るがんは何もしないでも治るし、治らないがんは何しても治らないんですから」と答えるのが、医師の正しい見解であるという趣旨の主張をしている。医師にこう言われて、「なるほど。わかりました」という患者がいるだろうか。もし「治らないがん」であることが判明している患者がこう言われたならば、絶望の淵《ふち》に追いやられるか、激怒して退席するだろう。

近藤氏が、「治るがん」とし「がんもどき」と命名したものは、転移をしないという。この「がんもどき」は、現代の医療では発見すればすべて摘出してしまうから、放置した場合にどうなるかはわからない。近藤氏が言うように、ほとんど大きくならず、たいした悪さもしないがん（がんもどき）というものがないとは断言できない。

がんの摘出手術を行ったら必ず病理検査に出し、そこで分化度などの細胞の状態を調べるが、病理検査で予後を詳しく判定することはできない。

要するに放置したら将来どうなるかはわからないのだ。

一方、「治らないがんは、手術をしても抗がん剤をやっても治らない」というのもかなり正しい。もちろんこれを認めてしまうということは、最先端のがん医療が白旗を掲げて全面降伏した状態になってしまうのだが……。

要するに彼は、「人類は、まだがんを治す術を得ていない」と言っているのである。ただし、ここには明確な但し書きをつけねばならない。

「あくまでも現代西洋医学の世界に限るならば」という但し書きである。

現代西洋医学は、転移をしてしまったがんにはあまりにも無力なのである。しかし、医療は、現代西洋医学のみで成り立っているわけではない。

この点で近藤氏は、異端児ではあってもやはり「現代西洋医学ムラ」の住人なのである。

代替医療を全否定するのは、日本の医師だけ

近藤氏は、抗がん剤や手術を非難する以上に、免疫療法や温熱療法、プロポリスをはじめとするサプリメントなどの代替医療を批判してきた。そしてこうした医療を施す医師は、すべて「金儲け主義の詐欺師である」と断ずる。

彼の論述は、まさに現代西洋医学の信奉者のものである。

無作為に抽出したがん患者群のすべてで明確な効果がなければ、その治療効果は偶然の産物だと言う。また医師から「余命半年」と宣告された患者が、サプリメントを服用しているだけで5年以上生存しているという場合には、それは「がんもどき」であり、医師の診断が間違っていた可能性が高いとまで言う。

しかし、人には体質というものがあり、どのような医療であっても個人差がある。

たとえば市販のカゼ薬であっても「よく効く」人と「全然効かない」人がいることは、医師でなくても理解しているはずだ。効く理由にも効かない理由にも、薬効成分だけではない、数多くの事情がある。「全部に同じように効かなければごまかしにすぎない」というならば、すべての治療法が怪しいことになってしまう。

残念ながら、まったく効かない療法を効くと言って、高い治療費をせしめている医師がいることも確かだ。

しかし代替医療を試みる多くの心ある医師は、すべての患者に効くわけではなくても、効く患者が必ずいるということを確認し、治癒の可能性を確信し、治療にあたっているのだ。

すでに述べたように、世界広しといえども、がんに対する代替医療の価値を全否定するのは、近藤氏をはじめとする日本の「現代西洋医学ムラ」の住人たちだけである。

「がんもどき」にがん活性はない

がんの治療を志して1998年にクリニックを開設してから3年間以上、私は、共鳴反応検査と温熱療法やサプリメントを活用して、がんと闘った。この期間においても、私は、大病院で見放されたがん患者をかなり治していた。そのころを思い出しても、「たまたま治ったように錯覚をしている」といったニュアンスとはまったく異なる強い確信を得ながら治療をしていた。

その実感は、代替医療にいっさい触れようとしない医師たちには想像もできないだろう。

患者を観察し、それぞれに最適な治療法を模索し、励ましながら一緒に闘う。それは、「治るがんは何もしないでも治るし、治らないがんは何しても治らないんですから」という姿勢とはまったく異なるものだ。

そして2001年には、マイクロ波発生装置を手に入れた。それ以降、治癒率は飛躍的に高まったが、患者個々の体質などの特性を観察し、一緒に闘っていく姿勢が不可欠であることには変わりなかった。

すべての患者に一様に効く治療法など、少なくともがんに関してはありえないのだ。

「放置しか手はない」などと言う前に、工夫と努力をしなくてはならない。

こうした経験を前提として、近藤氏の見解をここで検証してみよう。

まず、「がんもどき」とは何かだ。

私が、がん活性に注目し、共鳴反応検査を何万回、何十万回と繰り返してきた経験からいえば、「がんもどき」とは、「がん活性がないがんのように見えるもの」と断言できる。

それは良性腫瘍の場合もあるし、カビやサイトメガロウイルスによる臓器の変化の場合もある。それらは、近藤氏も言うように、しばしば現代西洋医学の検査手法でがんと間違われ、手術や抗がん剤投与が行われる。そして5年生存率に貢献し、主治医の手柄となる代物である。

近藤氏が言う「転移しないがん」ではなく、「がんのように見える非悪性腫瘍」なのだ。

そして早期発見の価値についてである。

がんの早期発見とは、がん腫が小さい段階での発見であり、これらの多くは、血液検査や尿検査、検便などで発見される。近藤氏が言うように、CTなどの検査では放射線を被ばくし、これががんの原因になる危険性はあるが、いきなりCTで検査をするわけではなく、あくまでも精密検査の段階のことだ。放射線被ばくは危険だから、がん検診など受けるべきではないという「早期発見有害論」は過剰反応と言わざるを得ない。

共鳴反応検査でチェックすると、早期発見のがんの場合、がん活性は非常に弱い。数回のマイクロ波照射でがん活性が消えてしまう場合も多く、数十回の照射が必要な例は少ない。しかし進行がんの場合、がん活性が強すぎて、がん腫を取り除く手術がどうしても必要な例は多い。手術をせずに速やかに完治するという意味で、早期がんは、CEATにとってきわめて克服しやすいがんだ。

CEATも代替医療に分類される以上、近藤氏にとって、まったく認められない治療法なのだろう。共鳴反応検査もマイクロ波照射療法も現代西洋医学的な手続きを経て編み出されたものではないから、彼にとって怪しくていかがわしい治療法ということになる。「早期がんから末期がんまで完治している」と主張しても、「それは勘違い」ということになるのだろう。

しかしアメリカをはじめ世界の医学者、医師たちが代替医療に期待を抱くように、実際にがんが治っているという事実こそが、がん治療における唯一の価値である。

「がん放置療法」なる言葉が市民権を得ているようだが、「治らないものは治らないのだから放置しろ」が医療であるはずはない。

医学は、まだそれほど進歩していない

「急速に進歩する現代医学」という表現を聞くと、現代西洋医学は、どんどん進歩し、そう遠くない未来にゴールに到達しそうなイメージを抱かされる。そう表現する医学者・医師たちも

そんなニュアンスをそこに込めている。

たしかに20世紀に医学は大きく進歩した。ただし、それまでの医学があまりにも原始的なレベルであったことを前提としたうえでの話である。

多くの病気は微生物が原因で発症するという、ごく初歩的な事実が発見されたのは、日本が明治維新を迎える19世紀後半になってからだった。フランスのパスツールが、実験によって病原菌の存在を立証し、ドイツのコッホが微生物学をつくり上げ、1928年にイギリスのフレミングが、ペニシリンという抗生物質を発見し、第二次世界大戦以降、結核をはじめとする細菌感染症の治療ができるようになった。そして感染症の予防法や治療法が用意され、人類の寿命は飛躍的に延びた。

それ以降、「免疫システムとは何か?」「細胞とは何か?」「遺伝子とは何か?」……とさまざまな謎《なぞ》の解明が試みられてきた。その成果として、膨大な知識が蓄積されてきたことは確かだが、もっとも一般的な疾患である糖尿病も高血圧症も、まだ根本的な治療法が見つかっていない。

腎臓の機能が低下した場合には、人工透析が行われ、生命を維持できるようになったが、人工透析器は、物理や化学、工学の進歩によって実現したのであって、医学の進歩の産物ではない。検査機器や手術の用具も医学の進歩ではなく、医工学に分類される工学の進化の賜物《たまもの》なのだ。つまり医療の進歩は、医学の進歩よりも科学技術の進歩に大きく支えられてきた。

なぜ正常な細胞ががん細胞になるのかのメカニズムも、おおざっぱにはわかっていても、具体的には何もわかっていない。その理由は、「細胞とは何か?」「細胞内の組織はどんなふるまいをしているのか?」「組織を構成する分子はどのようなふるまいをしているのか?」……といったことが、具体的にはわからないからである。

私は、日本の医学者たちに質問をしたい。

「私たち人体のメカニズムがすべてわかり、病気になるプロセスがすべてわかり、その治療法がすべてわかった段階を100%とした場合、現在の医学は、どこまで来ていると思うか?」

という質問だ。

私は、まだ10%程度であろうと思う。よく見積もっても20%はいかないだろう。

しかし代替医療を「非科学的」と批判する医学者・医師たちは、60~70%まで来ていると答えるのかもしれない。まだ糖尿病や高血圧症のメカニズムもわからず、なぜがんが発生するかもわからないのにである。

もし医学が60~70%のレベルまでに達したならば、漢方（中医学）をはじめとする代替医療の多くは、その価値を医学的に説明できるようになるだろう。プロポリスが著効を示すがんと、ほとんど効かないがんがあることの理由も明解に説明できるだろう。

そして私の武器である共鳴反応検査が、なぜ超微細ながんを発見できるのかも「科学的」に説明がなされるはずだ。

ここで主体となっている「波動」は、生命エネルギーに直結するものであり、古代ギリシャの「オーラ」や古代中国の「気」の一種である。

これを「科学的」に把握するためには、100年後、1000年後の量子科学などの物理学の知恵を借りなければならないだろう。現在の医学のように生命とは何か、死とは何かといったことすら説明ができないレベルで「非科学的」のレッテルを貼るのは、筋が違うのである。

これに比べれば、マイクロ波ががん腫を消滅させるメカニズムの解明は難度が低い。体内でのマイクロ波のふるまいは、それほど遠くない将来に明解に説明ができるはずだ。

今、私が、現在の医学者や医師に言えることとは、「医学はまだかなり初歩的な段階にあることを自覚してほしい」ということである。

「人類は、まだがんを治す術を得ていない」ということを近藤誠氏は知っている。

それならば、「医学はまだかなり初歩的な段階にある」ということも認められるはずなのだが、彼は、代替医療を、その初歩的な医学的知恵の範囲で考察・評価し、「いかさま」と決めつけている。

私はそこに大きな矛盾を感じざるを得ない。

現代西洋医学治療とがん活性消滅療法の相違点

CEATが、現代西洋医学治療と異なっている点を下にまとめた。まず共鳴反応検査による微小ながんの検知が可能なこと、原発不明がんを検知できること。また、マイクロ波照射療法によって、温熱効果、免疫活性効果、活性酸素除去効果、異常血管増殖阻止効果などが得られ、副作用なしに治療できることが最大の違いだ。

	現代西洋医学治療	がん活性消滅療法
微小がんの発見法	なし	共鳴反応で早く確実に発見
がん発見最小単位	がん細胞5〜10億個	遺伝子レベルでのがん活性
治療の主体	腫瘍の消滅	がん活性の消滅
小さながん・リンパ節腫脹	手術で摘出	手術不要
活性酸素除去作用	なし	あり
異常血管増殖阻止作用	なし	あり
免疫力	低下	上昇
後遺症・副作用	あり	なし
DNAへの影響	がん・正常細胞ともに傷害	がん細胞のみを分断
再発・転移の可能性	高い	がん活性が消滅すればなし
体調の変化	悪化	改善
治療期間	長期	初期のみ集中治療
完全治癒の可能性	多くは一生がんと共存	多分にあり
治療条件	入院・通院	通院・1回15〜20分
併用治療	手術・抗がん剤・放射線	遠赤外線温灸器
費用	保険でも長期で高額	自費でも比較的低額

第5章
CEAT　闘いの記録

患者さんの闘いを支えるマイクロ波発生装置

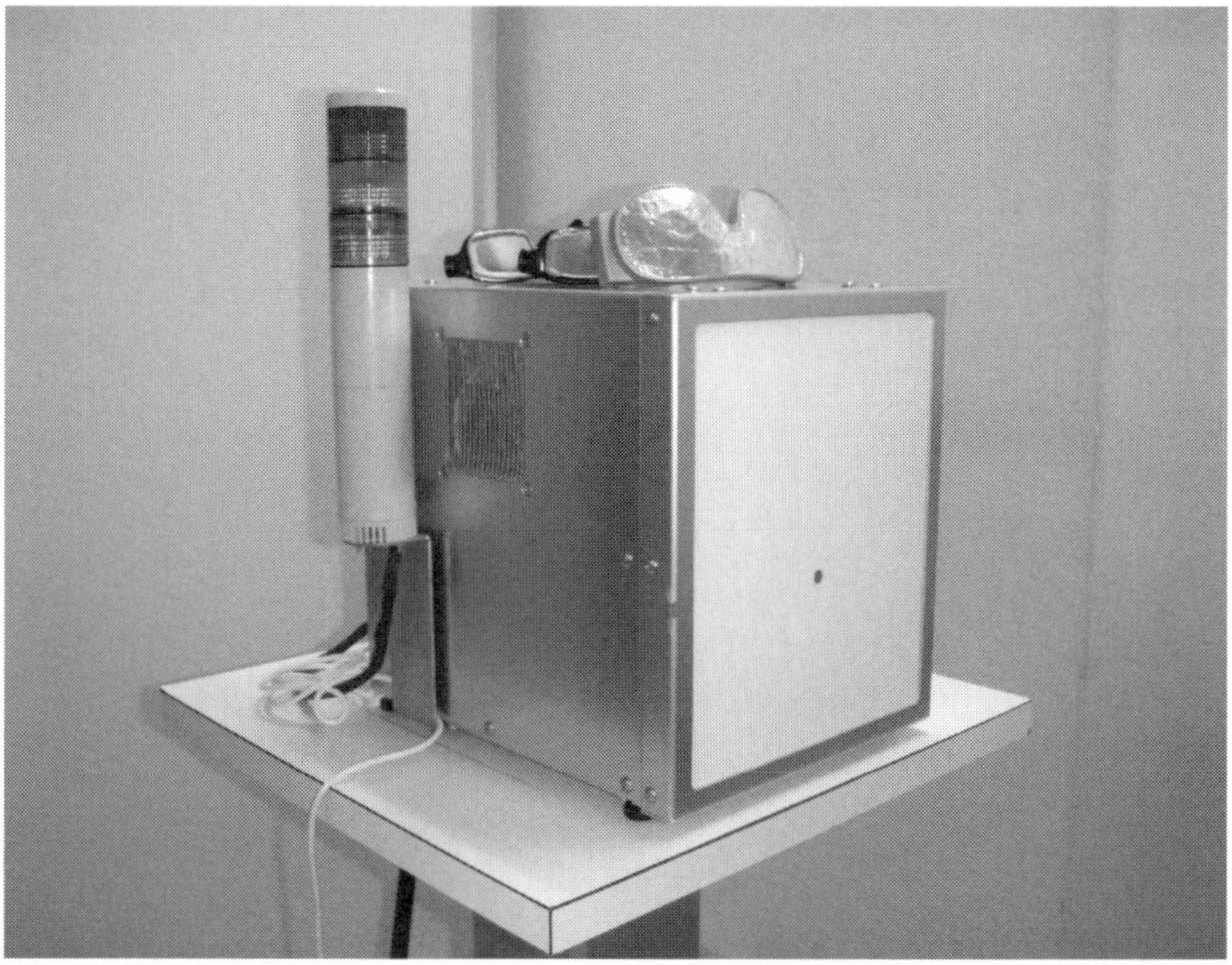

各部位の治療の実際

この13年間で、4500人以上のがんの患者さんとともに闘ってきて、治癒率は70%以上を確保してきた。

末期であっても、極端に体力が低下していたり、食欲がまったくなかったり、疼痛《とうつう》（うずくような痛み）を抑えるためにモルヒネなどの鎮痛剤を頻繁に投与していたりといった状況でなければ、完全に快復した例は多い。

もちろん患者さん個々によって、治療はさまざまな経過をたどる。

ここでは、31ページの表よりもさらに詳しく治癒率に関する解説を行い、個々の部位別に治癒に至るまでのプロセスをそれぞれ紹介する。

そのすべてが患者さん一人一人の壮絶な闘いの記録である。

1．脳腫瘍 ［症例数212例］

現在、脳腫瘍に有効な治療法はないといわれているが、マイクロ波は脳腫瘍の治療において高い効果を発揮する。脳腫瘍の大半は、肺がんや乳がんなどからの転移性である。手術を勧められたが希望せず、CEATだけを行った例など、CEATのみの治療が10例あるが、とりわけその場合に良好な生存率を得ている。また悪性腫瘍の術後再発を予防できた例もある。脳細胞を加熱することへの抵抗を感じる人も多いが、副作用はいっさい確認されていない。

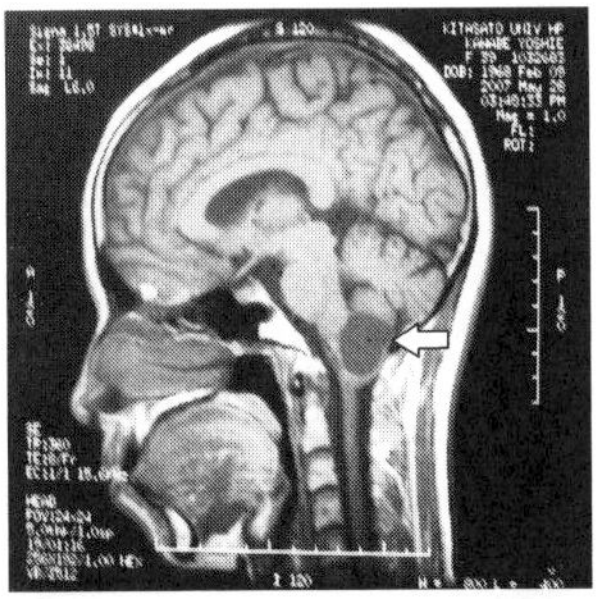

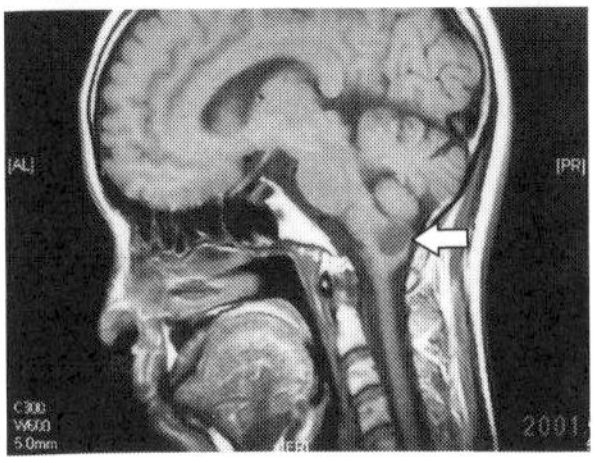

症例　K・Yさん（1968年生まれ、女性）

1997年ごろから、意志と関係なく眼球が動く眼球振盪《しんとう》があり、右上半身にしびれを感じていた。検査で延髄の腫瘍と診断されたが治療法がなく、2007年7月2日当院初診。主にマイクロ波照射治療を行った。7月から11月まで21回照射したがしびれは変わらなかった。しかし同年12月に3回、2008年1月に4回の照射の後、しびれは忘れることもある程度にまで快復。2月から5月までの12回照射で、6月には共鳴反応が弱くなりしびれもほとんど感じなくなった。2009年のMRIでは延髄を圧迫していた腫瘍は明らかに縮小していた。

その後も弱いがん反応はあったが、09年1月以降にがん反応はなくなった。同年3月5日のMRIでは、腫瘍はさらに縮小し（写真下）、がん活性がまったくない状態が続いた。ただし２０１２年12月に共鳴反応検査で、がん活性が確認されたので、マイクロ波照射を再開。自覚症状としては右腕の冷感があった。しかし２０１３年２月にはその症状も取れ、経過観察を続けている。Kさんの場合、仕事の関係で週に１回しか来られなかったため治療が長引いた。

2. 脊髄腫瘍 ［症例数５例］

脊髄腫瘍は、現代西洋医学では治療法がないが、ＣＥＡＴでは３例が完治している。

症例 Ｉ・Ｔさん（１９６７年生まれ、男性）

Ｉさんは、２００３年ごろから左の股関節に痛みを感じ、続いて左つま先がしびれたので、２００９年10月に大学病院でＭＲＩ検査を受けたところ、脊髄腫瘍と診断され、「現代西洋医学では治療が困難」と主治医から宣告された。脊髄はすべての臓器へ分布して、運動や知覚を司《つかさど》っている神経の束である。ＭＲＩ検査では、第２胸椎《きょうつい》周辺が強い異常信号を示し、さらに第１腰椎《ようつい》と第２腰椎間にありクッションの役目をしている軟骨である椎間板《ついかんばん》が変性し、膨らんでいるため、脊髄を包んでいる膜を圧迫し、特に左側の神経の出口が狭くなっていると診断された。２０１０年２月４日に脊髄を圧迫していた脊髄膜の外側を切除し、３月から４月に放射線治療が行われた。
　大学病院では根本的な治療法がないということで、10年11月2日に当院初診。脚を支えるため、手と腕に金属サポートを付けた杖《つえ》で来院した。共鳴反応検査では、脊椎全体にがん活性が見られたので、マイクロ波の照射を開始した。すると6回目の同年11月18日、左脚関節を引き上げることができるようになり、少し歩けるようになった。また12月3日、9回目のマイクロ波照射で、足底部の感覚が戻ってサポーターの金属を外すことができ、2011年2月22日、左大腿《だいたい》骨が上がるようになった。その時のMRIで、残存腫瘍は消失していた。同年3月9日から12月2日までマイクロ波を12回、2012年10月末までに42回照射し、2013年9月現在、がん活性は完全に消失。Iさんは、杖一本で自力で歩いて経過観察に来ている。

3．上顎洞《じょうがくどう》がん　［症例数3例］

　わずか3例だが、上顎洞がんは自覚症状がなく、3例とも進行がんだったが、いずれも劇的改善をみている。手術や放射線療法では、鼻の変形や唾液分泌障害の後遺症があるが、CEATではそれもいっさいない。

症例　A・Tさん（1942年生まれ、男性）

北海道の歯科医Aさんは、2004年9月に当院初診。上顎洞がんで出血が止まらず、鼻腔《びくう》の奥にバルーン（管の付いた風船）を挿入して、出血を抑えているという緊急事態であった。顔色は青白く、貧血気味だった。地元の基幹病院の依頼書によれば、「CT画像では左副鼻腔、頭蓋底《ずがいてい》、眼窩《がんか》内に侵入した腫瘍を認め、出血が著しいため生検ができないままバルーンで出血部を圧迫した状態を保つしかない」とあった。とり急ぎ、患部にマイクロ波の6秒間の照射を数回行った。すると出血は速やかに止まった。1週間後にバルーンをはずしても出血の兆候は見られない。その後、9月中にマイクロ波照射を16回行い、10月8日の段階での共鳴反応検査で、がん活性は消失した。上顎洞がんの場合、マイクロ波で壊死したがん病巣に細菌やカビが繁殖するので、壊死組織を外科的に除去する必要がある。私は、大学病院の友人医師に依頼して、摘出手術をしてもらった。摘出されたがん組織は、組織検査で、がん細胞がすべて死滅していたことが確認された。2013年秋現在、Aさんに異常はなく、元気でいる。

4. 甲状腺がん、耳下腺《じかせん》がん　［甲状腺がんの症例数56例］［耳下腺がんの症例数3例］

甲状腺がんでは、手術を受けずにCEATだけの治療を行った例での治癒率は90％以上。ただし著しく進行した症例はまだ経験がない。耳下腺がんでは、耳下腺の深層にまで達している場合、耳下腺の全摘手術によって顔面神経を損傷するが、マイクロ波照射と温熱療法で後遺症はなく、再発もなく治療が可能。

症例　S・Fさん（1973年生まれ、女性）

2009年、37歳のとき、Sさんは、左頰《ほお》のしこりに気づき、痛みも感じ始めたので、大学病院へ行くと、耳下腺がんであることが判明した。さっそく、左耳下腺の全摘手術を受け、その後、放射線療法を受けた。しかし2010年6月に肺への転移が判明。主治医から「治療は非常に難しい」と言われ、知人の紹介で同年10月に当院初診。共鳴反応検査をすると、強いがん活性が顔面、左耳下腺周辺、頸部、両肺に確認された。それから週平均2〜3回のペースでマイクロ波照射を続け、62回照射した2011年5月に、やっとがん活性が消えた。Sさんは、耳下腺摘出で顔面神経麻痺《まひ》になり、しかも放射線で唾液腺の分泌障害になった。左顔面神経麻痺は、形成外科に依頼して、神経と血管の移植による再建手術でかなり改善した。2013年夏時点でも少しせきが出て、口の中が渇くのでいつも水を持参しているが、元気で生活し、経過観察にやってきている。

5．咽頭《いんとう》がん　［症例数11例］

初期では部位にかかわらず完治でき、重症末期がん以外は全員経過良好である。また進行例でも拡大手術を行った後の再発防止に貢献できる。

症例　A・Mさん（1953年生まれ、男性）

北海道在住のAさんは、2002年3月22日、上咽頭がんで頸部リンパ節へ転移したため同部を摘出し、抗がん剤、放射線治療を受けた。その時点で「生存率30％以下」と主治医から告げられた。しかもその直後に脳への転移が発見され、主治医から手術を勧められたという。1ヵ月後の4月22日、Aさんは知人の紹介で当院初診。左の頸部は著しく陥没し、放射線の影響で唾液が出にくい状態だった。

共鳴反応検査をしてみると、胸部より上部にがん活性が認められた。マイクロ波治療を同年5月13日より連続4日間行った。その後、経過良好に推移していたが、2005年1月19日脳外科で脳（左側頭葉、頭頂葉、横側頭回、部分的に海馬を含む）への新たな転移を指摘され手術を勧められた。

「手術はもう絶対に嫌です。先生、どうなってもいいからマイクロ波で治療してみてもらえないですか」という。かなりの進行度であり、私は自信が持てなかった。「もしも治らなかったらそのときは手術をすることになりますがいいですか?」というとAさんは同意してくれた。

同年1月20日より1日2回ずつマイクロ波を3日間照射した。その後11月、12月で計14回マイクロ波を照射した時点でがん活性とCT画像上の腫瘍像は消えた。脳に最初に転移像が認められてから5年経過した時点で変わらなかった。ただしAさんは、2010年春、別の疾患で体調を崩して死亡した。

6．舌がん　［症例数13例］

頸部リンパ節の腫脹していない初期のものではCEATのみの治療で治癒しており、手術は不要。口腔内は雑菌が多いので頻回に消毒を行いながら、マイクロ波を照射する。ただし進行した例では手術と併用するとさらによい結果が期待できるという感触を得ている。頻繁なマイクロ波照射を行えば、全症例の治癒率は85％以上であるが、リンパ節転移の度合いが大きいと治癒率は低下する。

症例　T・Kさん（1964年生まれ、男性）

左舌辺縁のびらん（ただれ）で口腔《こうくう》外科を受診したが、組織のみを摘出するとがんが拡散するから、綿棒でびらん面をこすって組織検査をしたところ、限りなく悪性に近いといわれた。そこで「大きく切除して放射線をかける」と担当医から説明を受けた。2005年11月4日当院初診。共鳴反応検査では舌がんの病理組織標本に額から上胸部まで反応した。顎下リンパ節の腫脹はないが、舌の左辺縁が潰瘍状になっていた。自宅で、ミセル化抽出プロポリス（197ページ参照）を1日数回塗布してもらいながら、マイクロ波を2006年1月17日まで20回照射した。その時点で潰瘍面は上皮化、つまり上皮ができてきたが、予防もかねて希望によりさらに2007年11月14日まで20回追加照射した。初診のときに診た医師は、Tさんを診ていそう驚いた様子だったという。その後、同部に少しびらんと違和感を訴えたので、12月12日までマイクロ波照射を5回追加すると快復した。リンパ節の腫脹もない。主としてこの方法だけでがん反応は消え、潰瘍面は上皮化して外観上は完治した。治療開始から4年余の経過観察中だったが、2010年1月に弱いがん反応が出たので、マイクロ波で消滅させた。3月の頭《とう》頸《けい》部《ぶ》MRIでも異常はない。2014年2月現在も経過観察に来ている。

7. 肺がん　［症例数378例］

肺は臓器の中でも空気が多いためマイクロ波の浸透性が優れている。治癒率は、前期であれば手術の有無に関係なく71％。ただし小細胞がんは扁平《へんぺい》上皮がんよりも治療期間が長引く。後期の治癒率は25％だが、著しい呼吸困難や体力低下がなければ50％近くが快復する。また転移性肺腫瘍の治癒率は24％だが、体力さえあれば治癒率は50％以上。

症例1　A・Tさん（1947年生まれ、女性）

2008年初めにAさんは、左頸部リンパ節の腫脹に気づいたので、ただちに地元の大きな病院で診てもらった。組織検査をしたところ肺がんからの転移であろうと言われ、その時点で「余命1年」と言われた。主治医の判断で抗がん剤による化学療法を1クール行ったが、Aさん自身の判断で県のがんセンターに移り、改めて検査をしてもらった。同年2月29日、PETで左右頸部に累々とリンパ節の腫脹が確認され、左肺の上葉に原発性多発リンパ行性転移が確認された。これはリンパを通した転移で、別の場所に原発巣と同じ病変を起こす状態をいう。しかしその時点で疼痛もなく、呼吸も特に異常はなかった。

がんセンターでは、頸部への放射線治療を勧められたが断り、知人の紹介で同年3月10日に当院初診。共鳴反応検査でがん活性の拡散状況を調べると、上半身、特に両胸部と両鎖骨窩《さこつか》に強い反応を認めた。マイクロ波治療は初診日から、同年末まで毎日2回の照射を24回、2009年末まで102回、2010年末まで91回行った。その間、2010年6月から2ヵ月間、がんセンターでイレッサを投与された。イレッサは、肺がんの細胞の増殖にかかわる因子の働きを阻害する分子標的治療薬と呼ばれる肺がん治療薬である。ただし投与前の6月15日のCT検査で肺の腫瘍は縮小していることが確認されている。また2011年7月のPET－CT検査では、左肺の原発巣は以前よりもさらに縮小し、がん活性が減少した。PET－CT検査とは、ＰＥＴにＣＴを併用するさらに精度の高い画像診断である。詳しく検査をすると、気管前のリンパ節肥大は消失し、頸部リンパ節の肥大も縮小。マイクロ波治療を続けた結果、同年8月2日まで12回の照射でがん反応は完全に消失した。2年後の２０１３年9月の段階で、左の頸部リンパ節の軽い腫脹はあるが、がん活性はなく、体調もよい。

症例2　Ｔ・Ｓさん（１９５４年生まれ、男性）

２０１１年3月、軽いせきが続いたため、神奈川県茅ヶ崎市にある総合病院を受診した。病理組織検査を行ったところ、「扁平上皮がんと小細胞がんⅢｂ」という診断がついた。肺がんの中でもかなり進行した状態を意味する。特に、小細胞がんは、転移性も悪性度も非常に高い肺がんである。Ⅲｂは、その中でもさらに進行した状態である。「鎖骨窩リンパ節に転移があるから手術は不可能」とのことで、治療は難しいので、あきらめるしかないと言われた。結局、延命のために、抗がん剤と放射線を33回照射したが、治療中は、食道炎と貧血に悩まされた。私の著書を読み、同年9月1日、当院初診。がん活性が両鎖骨窩、全胸部に広く拡散していた。しかしマイクロ波を36回照射した２０１２年2月14日にすべてのがん反応が消滅した。7月9日のＣＴ検査でも異常はなく、鎖骨窩リンパ節も縮小し、その後の経過観察でもまったく異常なく、２０１３年秋の段階で仕事に精を出している。

8. 乳がん　［症例数298例］

乳がんの場合、手術をせずマイクロ波照射のみで治癒は可能だが、がん活性が強い場合には、治療にかなりの期間を要する。当院の患者さんの場合、約80％は手術を受けている。限局性乳がんで、乳房温存手術を受けた患者さんでも、大胸筋を切除した進行がんの患者さんでも、手術後にマイクロ波照射によってがん活性を消滅させることが可能で、前期で90％、後期で63％という治癒率を確認している。治癒率の低い硬がんは、CEATでも治療は難しいが、マイクロ波照射で快復に向かう例もある。

症例　O・Mさん（1947年生まれ、女性）

1998年1月、乳がんの診断で左乳房を切除する手術を大阪府にある医科大学附属病院で受けた。その後、ホルモン療法を受けながら経過観察を行っていたところ、2009年9月の骨シンチグラフィーで、胸骨と恥骨と肺に転移が認められた。抗がん剤と骨への転移を防ぐゾメタが投与されていたが、私の本を読んで2011年2月1日当院初診。Oさんは、肥満気味だった。くしゃみをすると胸骨が痛むという。

持参してくれた附属病院でのCT画像を見ると、肺葉両側にすりガラス様の変化と、小さながんの陰影が全体に点在していた。そして恥骨に骨の転移像が見られた。大阪から横浜まで通うことは大変なので、マイクロ波は3日間照射、5日間休みの周期で治療を続けた。そして63回目の治療を行った2012年3月15日にがん反応は消え、その後体調は良好のまま経過した。2013年7月29日、長い間のリュウマチのため保存的治療を受けていた大阪府守口市の整形外科の主治医から、右変形性膝関節症《しつかんせつ》に対する人工関節全置換術の予定であるががんのほうが心配であると、手術の是非について問い合わせがあった。私は「もうがんはないから手術をしていただきたい」と主治医に手紙を書いた。関節の手術は無事に終わり、Oさんは13年11月中旬元気な姿を見せてくれた。

9. 食道がん　［症例数33例］

米粒大までの食道がんは、マイクロ波照射と「遠赤外線温灸器」で凝固壊死させることができるが、ある程度大きくなった食道がんは、手術の後にCEATの治療を行う必要がある。食道がんの治癒率は、前期が後期より低いという逆転現象が起こっているが、これは、2009年まで、前期の患者さんでは手術を受けずにCEATの治療をする例が多く、その結果、治癒率が低くなっている。近年は、28例の患者さんが、手術後にCEATの治療を受けているが、現在のところ、28例とも快方に向かっている。

症例 K・Kさん（1959年生まれ、男性）

2008年秋ごろから、食べ物の味が変わってきたように思ったKさんは、胃腸科のクリニックで胃の内視鏡検査を受けたが、特に異常はないと言われた。しかし症状はいっこうに改善しない。時には食べたものがのどのどこかに引っかかるようにも感じた。そこで2009年1月、以前から聞いて知っていた当院を受診した。さっそく共鳴反応検査を行うと、口腔《こうくう》内から食道の下のあたりまで弱いがん活性があり、歯周病菌の反応があった。また胃にはピロリ菌が確認された。歯周病菌とピロリ菌は相性がよく、共存共栄の例が多い。初診時からマイクロ波治療を開始し、歯周病菌とピロリ菌の消滅を目的にミセル化抽出プロポリスの服用を勧めた。Kさんは、これを機会に喫煙を止めてくれた。週2回のマイクロ波治療を3週間ほど続けると、がん反応は消え、歯周病菌とピロリ菌の反応も消えた。食道も胃の調子もいつの間にか正常になっているのに気がつき、その後は快調な日々が続いている。

10. 胃がん　［症例数265例］

前期の胃がんで、部分切除手術を行い術後にマイクロ波を照射した例では、80％以上が再発なく完治している。一般に再発率が高いスキルスがんでも、胃全摘後、マイクロ波照射でがん活性を消滅させ7年以上変わりない人や、胃の部分切除後、マイクロ波照射でがん活性を消滅させた例もある。ただし、非スキルスがんよりも長期間の治療を要する。一方、近年、粘膜がんの治療法として内視鏡による粘膜切除術が普及しているが、このケースでの再発率の高さが問題になっている。しかし、内視鏡による粘膜切除の後にマイクロ波照射を行うことで、再発を確認した例は5％以下である。

症例　I・Sさん（1933年生まれ、女性）

2006年8月3日、胃に2㎝大の腫瘍が確認され、悪性であることが判明。胃を3分の2切除する手術を受け、抗がん剤による化学療法を開始したが、副作用が強くて中止せざるを得なかった。その後、「検査の結果、残った胃の内壁に粒状のものがあり、これはがん化する可能性がある」と主治医に言われたという。2007年2月15日に当院初診。共鳴反応検査では胃を中心に胸部、両鎖骨窩にもがん反応があった。その日からマイクロ波照射療法を開始し、同年2月から7月まで12回照射した。体が楽に感じるようになったという。8月から2008年4月まで39回。2009年3月の内視鏡では異常はないと言われた。このころから共鳴反応検査をしてもがん活性が検知されなくなった。2013年10月現在まったく異常はない。

11 胆管がん ［症例数29例］

多くのケースで肝臓にも転移している。術後がん組織が残っていなければ完治も期待できるが、胆管の狭窄で手術不能のためステントを挿入している例では、延命効果しか期待できないことが多い。

症例 M・Sさん（1929年生まれ、男性）

2004年の健康診断で胆管がんが発見され、2005年8月、手術が計画されたが、胆管に2～3㎝のがん腫があり、小さながんが拡散していたので中止となり、経口抗がん剤を2年間服用しながら遠赤外線温熱ヒーターを用いた局所ハイパーサーミア（温熱療法）を行っていた。2006年7月28日当院初診。Mさんは、顔が青紫色に変色しており重症の薬物中毒を思わせた。共鳴反応検査でがんの反応が全体幹に見られたが、特に自覚症状はなかった。さっそくマイクロ波照射を開始した。私は、健康補助食品の田七人参《でんしちにんじん》、冬虫夏草《とうちゅうかそう》、ビタミンC、玄米発酵食を勧め、自宅では、「遠赤外線温灸器」での治療をしてもらうことにした。2007年12月18日のCTに映っていた肝がんは、2008年3月4日のCTでは3つの腫瘍が癒合し、3ヵ月ごとの経過観察を行ってきたが、同年12月9日のCTでは薄い石灰化と明らかな腫瘍を疑う像はなくなった。マイクロ波は、07年8月より08年1月まで30回照射すると、1月の検査では腫瘍は大半が消えた。その後マイクロ波を2月より5月まで13回照射し、共鳴反応検査によるがん反応も消えた。体調はしだいに快復するとともに体重が増え、顔色も自然の色に戻った。08年5月8日から2週間おきに免疫療法を開始した。肝機能は正常で、腫瘍マーカーであるCA－19－9の値は、08年9月が155U／mℓ、その後81に下がったが2009年3月には144U／mℓと上昇、5月には52・5U／mℓと下がってきている。2010年4月もまったく異常はなかった。その後、高齢のため来られないと連絡があった。

12. 肝臓がん　［症例数50例］

頻繁にマイクロ波照射を行えば、治療効果は増大する。腫瘍が小さく、体力があれば80％以上治癒は可能。共鳴反応検査による超早期発見群では、95％以上期待できる。ただし肝臓がんは個人差が大きいという特徴がある。そして、がん腫が大きい場合には手術が不可欠となる。

症例　M・Yさん（1948年生まれ、男性）

大阪市に住むMさんは、2008年に狭心症《きょうしんしょう》の治療のために、冠状動脈にステントを入れる手術を行い、2009年7月に大阪市内の総合病院で肝臓がんと診断され、10×3㎝の巨大ながんを含め肝臓の3分の2を摘出した。同時に、横隔膜や縦隔リンパ節も切除された。しかし1年7ヵ月後の2011年2月26日に、総合病院で「左上肺尖《はいせん》部に小さな転移像がある」と言われた。担当医からは「手術か抗がん剤が必要」と言われたが、がんの確定診断がつかなかったため、何もしないで経過観察をしていた。そして2013年1月のCT検査で、肺の転移像は3個に増加していた。しかも肝臓にも5㎜と1㎝の2つの転移が見つかった。担当医から「手術か抗がん剤を早急にやらないといけない」と迫られたが、私の著書を読んで、同年3月8日に当院初診。共鳴反応検査を行うと、上胸部からへそまで、肝臓がんと肺がんのエネルギーが充満していた。初診からマイクロ波照射療法を開始。7月4日まで22回のマイクロ波照射を行った時点で、なんとがん活性は消えた。総合病院の検査では、肝臓がんのマーカー（PVKA－Ⅱ）が13年4月の317mAU／㎖をピークに下降を続け、11月に正常範囲に戻った。肝臓がんの陰影は消え、肺がんは若干増大と言われたというが、これは肺がんの細胞の壊死による変化でよくある現象であろうと考えられる。体調は日増しに快復してきており、大阪から横浜に通ってもらい慎重に経過観察を続けている。

13. 膵臓がん ［症例数43例］

膵臓がんは、非常に治療が難しいがんとされるが、マイクロ波にはよく反応する。膵臓がんは、腹痛や背部痛をともなうが、後期でもマイクロ波照射で痛みが取れる場合は、多くが快復する。ただし痛みが取れない例では、がんの病巣にボツリヌス菌や病原性大腸菌が増え、治癒は期待できない。来院する膵臓がんの患者さんは近年増加しており、症例数が多くなるにしたがって治療法も進化し、後期も含め、治療効果は著しく向上している。

症例　M・Kさん（1961年生まれ、女性）

Mさんは、2000年の秋に、子宮絨毛《じゅうもう》がんと診断され、子宮を全摘し、その後抗がん剤による化学療法を行った。しかし2005年10月6日に右の肺に転移が発見された。そのために肺の部分切除手術を受けた。その後も再発予防のために抗がん剤による化学療法を2クール行ったが、転移・再発の不安は消えなかった。そんな状況の中で、知人の紹介で当院を知り、2006年3月25日に当院初診。共鳴反応検査で、子宮がんの活性が両鎖骨窩、両腋窩、下腹部全体、背部に広がっていた。初診日より9月16日まで半年間に29回マイクロ波を照射し、がん活性はいったん消えたが、2007年7月に再び出現した。再発時から11回目の2008年7月25日にやっとがん活性は消えた。

ところが今度は、2010年8月17日、膵臓の尾部にがんがあることが総合病院で発見された。手術、抗がん剤といった選択肢もあったが、Mさんはマイクロ波照射療法で治療することに決めた。同年8月20日から膵臓に3方向からマイクロ波を照射する治療が始まった。午前と午後の2回の照射が9月6日まで続き、膵臓がんの活性は消え、9月7日の照射を最後に経過観察に入った。12月24日のMRI画像でも膵臓の腫瘍は消えていた。2013年秋の総合病院での検診でもまったく異常がないと言われたという。

14．大腸がん ［症例数314例］

治癒率は前期で81％、後期で56％。腸内にがんを残したまま、マイクロ波で凝固壊死させても、ほとんどが後に腸閉塞《ちょうへいそく》を起こすので、手術は行ったほうがよい。手術前にマイクロ波を患部に照射すると、手術範囲が小さくてすみ、腹部のリンパ節が残るため、下肢の浮腫《ふしゅ》が予防でき、手術時間も短縮できる。リンパ節への転移がみられても治癒率は65％前後期待できる。肝臓や肺に転移した例では40％程度の治癒率である。

症例　T・Yさん（1927年生まれ、女性）

2011年6月ごろから胃痛があり、その後も、下痢や痛みが続き、体重が減った。さらに食べると腸が鳴って、痛みと下痢が続き、貧血もみられた。そこで8月上旬、地元の総合病院で胃カメラと大腸の検査を受けた。ここで慢性胃炎と、盲腸のあたりに大きな腫瘍が発見され、手術を勧められた。食事は肉食主体であったという。手術を受けることには同意したが、家族ぐるみで私のクリニックに来ている関係上、11年8月24日に当院初診。共鳴反応検査では、胸椎、腰椎と下腹部全般にがん活性があったので、下腹部を詳細に検査すると、盲腸部に強いがん活性が認められたことに加え、上行結腸に2ヵ所、下行結腸に2ヵ所大腸がんの反応を認めた。希望により、初診日よりマイクロ波照射療法が開始され、25回目の照射の後の同年12月16日に術前の内視鏡検査が総合病院で行われた。その時の所見で、腫瘍の大きさに比較すると、不思議なほどリンパ節の目立った腫れもなく、肝転移もなかったと主治医から伝えられたという。12月28日、上行結腸を切除。術後の経過も良好で、2012年1月10日に退院した。再発予防に抗がん剤を勧められたが、退院後は服用していない。同年2月28日、当院で再診したが患部周辺にがん活性が認められた。そこでマイクロ波を16回照射したところ、4月24日にがん活性は完全に消えた。12月14日のCT検査でも異常はなく、体調も良好で、体重も徐々に増加している。2013年10月末現在まったく異常はない。

15. 腎臓がん　［症例数15例］

症例が少ないが、10例が快復を見ている。排泄《はいせつ》管が太く、尿の流れがあるため、マイクロ波によるがんの残骸《ざんがい》の排泄を容易にしていると考えられる。ただし、水分がマイクロ波のエネルギーを吸収するので、ほかのがんよりも照射回数を増やす必要がある。

症例　Ｉ・Ｍさん（１９４７年生まれ、男性）

Ｉ・Ｍさんは、２００１年2月28日に都内の大学病院で、「左腎盂《じんう》がん」と診断された。担当医は「進行度は悪性を意味するクラスⅤ、Ｔ２（筋層に浸潤した腫瘍）、Ｎ３（最大径が５cmを超えるリンパ節転移）、ステージⅣｂ（もっとも進行したがんの中で上から2番目）」という症状の詳細な説明をした。ほぼ末期といえる最悪の事態である。

Ｉさんは、担当医に勧められるままに、左の腎臓をすべて摘出する手術を受けたが、転移が確認されている進行がんでは、通常摘出手術は行わない。手術で痛めつけられ、免疫力が低下した体では、がん細胞が活動を活発化させるからだ。案の定、３ヵ月後に右の腎臓、左の頸部リンパ節、左の上縦隔リンパ節をはじめ、５ヵ所以上の転移が確認され、「余命２ヵ月」と宣告された。

何らかの治療の手段はないかと模索したＩさんは、同年6月7日に私のクリニックを訪れた。マイクロ波の動物実験が終了し、同意してくれる患者さんの臨床試験を開始したころだった。Ｉさんの話も、共鳴反応検査の結果も、Ｉさんの未来に希望を見出《みいだ》すのは難しいものだった。私は、同時期に通院していた末期子宮がんの田辺和子さん（第２章参照）以上にＩさんの救命は困難だろうと思った。

そんな判断もあって、Iさんにマイクロ波の照射を提案した。「何でもいいからやってくれ」といったところだろう。Iさんの同意を得て、マイクロ波を照射した。そして、自宅で「遠赤外線温灸器」による治療を行うように依頼した。

マイクロ波を8回照射した後の01年8月のCT検査で、なんと右の腎臓と頸部リンパ節の腫瘍の縮小傾向が確認された。そして10回照射した後の9月のCT検査では、左鎖骨窩リンパ節の腫脹が消えていたという。マイクロ波が人間のがんに効果を発揮した決定的な証拠だった。その事実をIさんから聞かされた私は、小躍りしたい思いだった。

受診していた大学病院の担当医は、「ごくまれな例」と言ったそうだ。

しかしIさんのがんは、マイクロ波を10回照射しただけで消えるほどやわではない。同年11月に、右の腎臓周辺の脊椎に沿ってリンパ節の腫脹が認められ、ふたたびマイクロ波を12月まで5回照射してがん活性が消えた。さらに1年半後の2003年3月31日に胃がんが発見された。マイクロ波を胃に照射し、2004年3月22日の胃の内視鏡検査では胃がんは消えていた。

その後もがんは出没を続け、2005年8月に肺炎で1ヵ月半入院後、残念ながら多臓器障害で死亡した。2ヵ月のはずの余命は4年以上にもなり、その間、仕事をし、酒を楽しみながら過ごした。通っていた大学病院でも驚異の出来事とされ、放射線科の部長が私のクリニックまで訪ねてきた。

今、私は、Iさんを完治させることができたはずだと思っている。しかし当時はまさに暗中模索の時代で、経験値が低く未熟だった。

16. 子宮がん、卵巣《らんそう》がん　［子宮がんの症例数153例］［卵巣がんの症例数187例］

子宮がんの場合、完全摘出の場合でも転移のないものの治癒率は77％。卵巣がんでも転移のないものの治癒率は約80％。再発、転移したものは進行度にしたがって治癒率が低下するが、子宮がん、卵巣がんともに後期でも50％以上の高い治癒率を確保している。

症例　S・Mさん（1955年生まれ、女性）

Sさんは、子宮がんと卵巣がんの診断を受け、2003年6月6日、子宮と卵巣の全摘手術を受ける。その後、「抗がん剤を10回以上やらなければ5年以内に死ぬ」と言われ、抗がん剤の治療を受けたが、副作用がきつく、9回で止めて、同年7月31日に知人の紹介で当院へ来た。この際、共鳴反応検査で下腹部と全脊椎、肝臓にがん活性を認めた。そこでマイクロ波を9月まで10回照射したところ、病院での検査では、腫瘍マーカーがわずかに高い以外は正常で、10月に入ると腫瘍マーカーは正常範囲内になった。Sさん自身も元気が出てきた。こうして9月28日からはマイクロ波照射は不要となり、経過観察を行っていたが、2006年5月19日に再びがんの反応がみられたので、マイクロ波を5～6月で7回、2008年7月まで10回照射した。この時点でがん活性は消失し、その後の経過は良好である。

17. 膀胱がん ［症例数46例］

筋層まで浸潤していなければ治癒率は80％以上。膀胱内にできた大きな腫瘍は筋層にまで達しており、手術で全摘可能なら、再発予防に貢献できる。手術不能例では延命効果しか期待できない。

症例 M・Kさん（1938年生まれ、男性）

2006年10月25日、Mさんは血尿が出て、病院へ行くと膀胱がんと診断され、即日、内視鏡下で膀胱内の腫瘍を摘出した。翌日は、大量の出血があり、止血のうえ、1000㎖の輸血を行わねばならなかった。同年12月1日当院初診。共鳴反応検査では上腹部より下腹部までがん活性があり、「遠赤外線温灸器」で温熱を下腹部に当てると飛び上がるほどの熱さを訴えた。希望によりマイクロ波治療を開始した。12月より2007年5月まで28回マイクロ波照射を行った。07年5月には、再び内視鏡下で腫瘍を摘出したが組織検査の結果は不明。同年6月内視鏡的にＢＣＧを受ける。結核の予防ワクチンであるＢＣＧを注入することで、免疫系のマクロファージを活性化することが期待できる。マイクロ波照射は6月と9月に各1回、10月から11月まで6回。内視鏡検査では異常なし。さらにマイクロ波を12月より２００８年5月まで11回照射した。このころからがん反応は消え、6月の内視鏡でも異常はなかった。８年目の現在は予防のため月に１回マイクロ波の照射を受けるために顔を見せてくれる。

18. 前立腺がん ［症例数４２３例］

疼痛や鼠径《そけい》部、下肢の浮腫、高度の貧血以外では、前立腺の皮膜の外に浸潤している例も含めて治癒率は98％以上。骨転移がある場合でも治癒率は80％以上である。

症例　Ｉ・Ｔさん（１９５１年生まれ、男性）

２００３年の初頭、低分化型前立腺がんという診断を受け、前立腺全摘手術の目的で開腹手術が試みられたが、左鼠径リンパ節の腫脹のため、一部を切除しただけで手術は終わった。その時点で「余命2年から5年」と主治医に宣告され、ホルモン剤と抗がん剤による治療と併せて放射線による治療が行われた。同年9月11日当院初診。共鳴反応検査では骨盤周辺と全脊椎に沿ってがんの反応が見られた。マイクロ波照射を初診日より開始、11月まで27回照射、そのころにはがん反応は消えた。その後も再発予防のため２００５年５月まで月１回のペースでマイクロ波をかけている。ホルモン剤が有効なのか、２００５年12月の腫瘍マーカーであるＰＳＡは正常範囲内で、ＣＴも異常はなく経過した。ところが２００７年８月に弱いがん反応がみられたので、１回のみマイクロ波照射を行ったところがん反応は消失した。その後、マイクロ波照射は行わず、経過観察を続けているが、ＣＴでも異常なしとのことである。初診日よりすでに10年目の現在、がん反応はみられず、ＰＳＡにも異常はなく、元気で仕事をしている。

19. 骨転移 ［症例数３０４例］

骨転移に対するＣＥＡＴの効果は特筆すべきものがある。あまりにも進行してしまった場合には難しいが、それでも集中治療を行えば、治癒は可能である。ただし原発巣と双方同時治療が必要。広範囲の場合、治療回数が多くなる。

症例　Ｋ・Ｓさん（１９５１年生まれ、男性）

２００１年８月29日、Ｋさんは、人間ドックで前立腺がんの診断を受けた。さらに同年10月12日に骨シンチグラフィーの検査を受けた。骨シンチグラフィーによって、骨転移の様子を知ることができる。検査の結果、右第３、第４肋骨、右坐骨《ざこつ》から腸骨、両側恥骨、左仙腸関節に転移像が認められ、骨転移を告げられた。PSA（基準値は4・0ng／mℓ以下）は17・4ng／mℓで右大腿骨内側と尾骨の周辺に痛みを訴えていたが、手術不能ということで、放射線治療を11月22日から12月25日まで受ける。同時にホルモン療法も行った。2002年1月23日当院初診。希望によりマイクロ波を同年2月4日より2003年1月15日まで24回照射し、その時点で痛みも消失した。03年6月4日の骨シンチグラフィーで改善が確認された。さらに2004年8月25日、胃がんのため胃の3分の2を切除した。そのころ肋骨に転移像とがん反応がみられたが、マイクロ波照射で2006年10月27日の骨シンチグラフィーでは異常はなくがん反応もない。その後しばらく来院しなかったが、2010年3月に元気でいるという連絡を受けた。

20. 肉腫 ［症例数14例］

CEATによる肉腫の治療では、手術を前提とする。子宮肉腫からの肺転移が6例あるが、肺転移が大きくなれば難しい。腕の肉腫術後（1例）はよい経過を保っている。

症例 H・Rさん（1950年生まれ、女性）

Hさんは、2児の妊娠経験と1児の出産経験があり、2001年ごろから子宮筋腫《きんしゅ》があった。55歳で閉経。２００6年に筋腫または肉腫の疑いで手術し、子宮全摘と後腹膜腫瘍摘出を行った。そのときの病理組織診断は子宮肉腫で病期はⅢc（骨盤内にあるもののうち、骨盤内あるいは、大動脈周辺のリンパ節へ転移が認められるもの）と診断された。傍大動脈リンパ節転移、残存腫瘍があるため、有効とはいえないことを前提に抗がん剤治療を勧められた。これを断ると、余命半年と宣告され、知人の紹介で、同年12月12日当院初診。その日からマイクロ波照射が開始された。２００7年7月19日のＣＴでは転移性リンパ節腫脹や残存腫瘍はそのまということで、同年末まで73回マイクロ波の照射を行ったところ、11月21日のＣＴ所見では異常なしとなった。すなわちリンパ節も正常に戻り、残存腫瘍も消失したのである。現在経過観察中であり、２０１3年9月現在、身体的にもまったく異常はない。

第6章 CEATの治癒率を高める武器

効果的なサプリメントを共鳴反応検査で探る

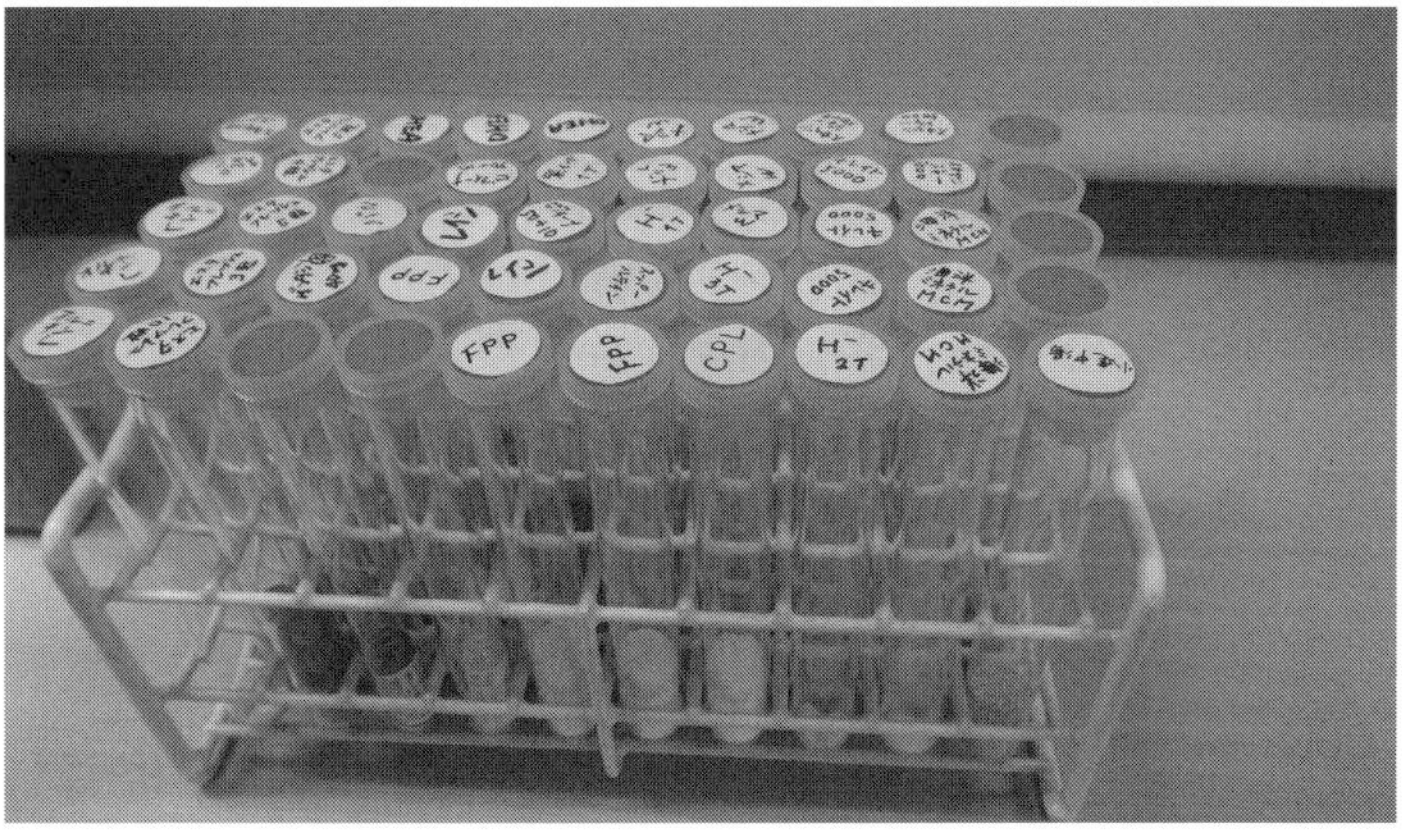

進化を続けるマイクロ波発生装置

マイクロ波照射療法も、最初から現在のように治癒率が高かったわけではない。どのような容態の患者さんでも、私は、何とか快復させようと工夫を重ねたが、その甲斐《かい》なく亡くなる患者さんもいた。私はそうした私自身の「敗北」のたびに、「よい結果を得るために、もっとやれることがあったのではないか?」と自問自答を繰り返してきた。

その反省の成果は、治癒率の向上という形で表れた。

現在のCEATは、13年前のCEATとは、似て非なるものになっている。その第一の功労者は、私とともに闘い、生還を果たせなかった患者さんたちであることは言うまでもない。

そしてCEATの進化を支えてくれる「武器」の筆頭に挙げられるのは、マイクロ波発生装置の性能向上である。

2000年に発明家の市川雅英さんが製作したマイクロ波発生装置は、低周波の電波から放射線であるX線、ガンマ線に至るまで、無限ともいえる周波数帯の中から2~4GHzという周波数に設定してある。その周波数の電磁波ががん細胞を殺す性質を持っていることを発見したことは、まさに市川さんの天才性を物語っている。

私は、市川さんに請《こ》われるままに共同開発者という立場になり、「マイクロ波発生装置を改良する権利は、両者が別々に保持し、行使できる」という約束を彼と交わした。これにより臨床経験で培《つちか》ったさまざまなノウハウを生かして、独自にマイクロ波発生装置を改良することができるようになった。

現在、算出されている治癒率は、２００９年までの治療実績を対象としているが、それ以降のマイクロ波発生装置の改良と治療法の進化によって、現在の治癒率はかなり上昇しているという実感を得ている。

私は、電磁気学の優秀なエンジニア群を確保し、現在でも改良を続けている。臨床例が蓄積されればされるほど、さらに治癒率を高めていけるであろうと期待している。

遠赤外線温熱療法との連携

マイクロ波の照射を希望する患者さんには、今のところ横浜の私のクリニックに来てもらうしかない。

毎週通える境遇の人は限られている。間隔が開きすぎれば、効果が減衰するのは当然だ。

そこで私は、患者さんの希望に応じて、三井と女子さんが開発した「遠赤外線温灸器」を購入してもらい、自宅で小まめに遠赤外線を患部周辺に当ててもらうようにしている。

それは、16年前に私自身が実践した治療法でもある。

「遠赤外線温灸器」は、三井さん自身が、がん患者の治療に活用していたものであり、遠赤外線によって比較的高い温度を局所的にもたらすことができ、しかもかなり体内深部の病巣の温度を上げることができる。すでに述べたように三井さんは、この温灸器で患部周辺を温め、滞っている代謝を活発にして免疫力を高めることを、効能の第一に挙げていた。この代謝を活発にして免疫力を高めるということは、マイクロ波と補完性をもつ効果である。

部位によって差はあるが、マイクロ波に類似した効果を発揮しているという感触を私は得ている。体表近くにあり、一定以下の強度のがん活性ならこの温灸器だけでも消し去ることが可能であることを確認している。なにしろ私自身の前立腺がんが、この温灸器によって死滅したのだ。

私は患者さんたちに、クリニックでマイクロ波を照射している部位に、自宅で温灸器を直接当てることをお願いしている。熱い灸を我慢するときに得られるのと同様の温熱効果が得られるのだ。

またこの温灸器を当てていることで、「私は今、自分のがんを治療している」という思いを抱くこと自体が前向きな姿勢をつくり、それは免疫力の向上にも大きく貢献する。自分自身が「がんと闘っている」という能動的な実感を持つことは、精神衛生上、非常に好ましいのだ。

手術前のマイクロ波照射

２００９年9月、高木正治さん（仮名）という35歳の男性が奥さんと私のクリニックへやってきた。

「夫は大腸がんですが、手術の日程が決まっています。その間に何かやるべきことがあれば教えてください」と奥さんが言った。

高木さんは、度重なる下血のために貧血気味で憔悴しきっていた。

「今、大腸にある大きながんをマイクロ波で殺しても、腸閉塞などの深刻な状況になりがちですから、手術は必要です。ただし、周りにあるがんのエネルギーを少しでも消滅させておけば、転移も防げるし、周りにあるリンパ節の腫れもなくなるので、取るリンパ節も少なくてすむかもしれません」と私は説明をした。「しかもがんと正常組織とがはっきり区別できるようになるので、手術も簡単に終わるかもしれません」

私が術前のマイクロ波照射療法を提案すると、高木さん夫妻は遠路にもかかわらず熱心に治療に通ってくれた。

期待どおりに、手術は小規模かつ短時間で終わった。その後、私のクリニックに来てくれたので、共鳴反応検査を行ったが、驚いたことに、がん活性はなかった。マイクロ波の照射によって、腫瘍以外の場所に散らばっていたがん細胞は消滅していたということだ。高木さんは、健康体に戻り、はつらつとした姿で、その後も経過観察に来てくれている。それ以降、4年が経過するが異常はなく元気だ。

CTやMRIにわずかに見える程度のがんであれば、多少進行していても1～2ヵ月のマイクロ波照射で消滅させることができる。では高木さんのように、かなり進行し、大きくなったがん腫の場合はどうだろうか？

進行がんや末期がんの場合でも、手術をせずに、CEATのみで完治させられた例はある。ただかなり時間がかかるし、その間に体力を失い失敗に終わる例もある。CTやMRIなどの画像診断で確認できるレベルのがん組織の持つエネルギー（活性）はかなり大きい。そこにたまったエネルギーを地道に消し去っていくのには通常、かなりの手間がかかり、どうしても治療期間が長くなる。大きな池の水をひしゃくで掻《か》き出すような作業だからである。

そうした場合には、摘出手術も有力な選択肢となる。

大きくなったがん組織をまず切り出し、その後にミクロのがん細胞やがん活性をマイクロ波によって死滅させれば、治療期間は大きく短縮できる。

血管や神経のそばにある腫瘍、手術では摘出できないリンパ節転移などは、そのままにしておけばよい。手術後にCEATによって、取り残した部分のみを治療することもできる。

また高木さんのように、手術をする前にマイクロ波照射を行うのも有効である。がんを切除しなければならないとき、術前にマイクロ波を照射し、がんの活性を減弱または消失させておく。がん腫の周辺の、まだ強大にはなっていないがん活性を消滅させ、がん腫本体のみを小さく摘出するのだ。この場合には、出血も少なく、手術時間も短縮できるし、何よりもよいのは、正常組織の犠牲を少なくできる点だ。

CEATによって手術や放射線の価値が高まる

すでに述べたように転移がんの場合、大本のがん（原発巣）がわからなければ、転移がんのみの治療は行わないのが常識になっている。原発巣が不明であれば、転移部位を手術しても再発はほぼ確実だからである。

しかし共鳴反応検査を使えば、原発巣は速やかに発見できる。原発巣が目に見えるほど大きくなっていないということは、原発巣の病巣は小さく、治療は容易と考えがちだが、すでに大きくなっている転移巣との両にらみになるので、治療期間は比較的長くかかる傾向がある。

また転移巣が大きい場合、私は躊躇《ちゅうちょ》することなく手術を勧めている。これも治療期間を短期化させるための処置である。手術でがん腫を取り去り、取り残しをマイクロ波で消滅させるほうが賢明なのだ。

また鼠径リンパ節、頸部リンパ節、鎖骨窩リンパ節などである程度大きくなってしまった転移巣は、マイクロ波照射だけでは、遅々として治療が進まない場合もある。この場合は、放射線療法との併用が有効な場合もあり、免疫療法の効果も期待できる。

すでに述べたようにマイクロ波照射によって、手術で切除するがんのボリュームを減らすことができる。

がんの手術は、どうしても大がかりになる。目標が明確で、その目標だけを的確に摘出するというのではなく、再発を防ぐためになるべく大きく切り取るとされているからだ。

しかし、CEATがあれば、再発には万全の対応が可能だ。だから切除部分は最小でよい。

手術の技法は日進月歩である。

拡大手術から縮小手術が主流となり、胃や大腸の粘膜の腫瘍では、内視鏡で観察しながら、開腹することなく腫瘍を削り取る方法が一般的で、機能温存手術の方向に向かっている。

このように、CEATを前提とすることで、既存の現代西洋医学的療法の価値も再評価することができる。

私自身は、現在、CEATのみで治療を行っているが、現代西洋医学との併用療法も今後提案されることが望ましいと思っている。CEATの存在によって、手術の意味も放射線療法の意味も大きく異なるものになるのだ。

免疫力と活力を快復する免疫療法

進行がんの患者さんを治療し、がん活性をやっとの思いでゼロにしても、症状の改善がみられず、むしろ衰弱の方向へ向かう例がある。

こうした患者さんの場合、体中の組織が破壊されている。また、がん本体による症状に加え、免疫力の低下を主因・遠因とするさまざまな障害に悩んでいる場合が多く、免疫力を増強させることによって幅広い効果が期待できる。

これらの組織を正常に戻すのに、免疫療法が有効な例は少なくない。

免疫療法のみでがんが治癒したという人を確認したことはないが、CEATとの併用ではよい結果が多く出ている。

がん患者は、病原体に侵されやすい状況に置かれている。

たとえば、がんの反応が消失したにもかかわらず、がんを思わせるような組織の増殖がみられることがある。これは現代西洋医学的にはがんの再発と誤認されやすいが、共鳴反応検査で調べてみるとがん活性はない。こうした例では、患部にサイトメガロウイルスや連鎖球菌が確認される例が少なくない。サイトメガロウイルスは、通常は有害ではないが、感染力が強く、免疫力が低下している場合には、増殖して肺炎や髄膜炎などをもたらすやっかいなものだ。

こうした場合にもＮＫ細胞やＴ細胞などと呼ばれる免疫細胞を免疫療法で活性化させると、菌類やウイルスたちを精力的に駆逐してくれる。

細菌やカビを退治するサプリメント

サイトメガロウイルスの例でもわかるように、通常、がん腫は単独で生息してはいない。がんの病巣は、化膿《かのう》菌、結核菌、ボツリヌス菌、病原性大腸菌などの細菌にとって居心地のよい環境であり、クラミジア・トラコマチスなどの寄生性の真正細菌もしばしば観察される。またサイトメガロウイルスなどのウイルスに増殖場所を提供しているケースも多い。がん腫の勢力が旺盛《おうせい》になり、免疫細胞の攻撃を受けない環境になることで、これらの病原体が生息するようになる。

一方、マイクロ波照射によってがん細胞が死滅した病巣には、カビなどの真菌が繁殖しやすい。遠慮するべき相手がいなくなり、わがもの顔で繁殖を続けることになる。そしてＣＴやＭＲＩ、内視鏡検査で見ると、カビや真菌が増殖していくさまは、がん腫が増殖していくのと区別がつきにくい。

そこで、「再発」という誤診が発生し、抗がん剤投与が開始される危険性がある。カビが増殖しているのは、免疫力が非常に低下していることの証拠である。そこにもし抗がん剤を処方したなら、さらに免疫力は低下し、快復に向かっていた患者は、それこそ「再発」への道に引きずり込まれる危険性がきわめて高くなる。

こうした事実は、がん専門医の間でもあまり知られていない。それに気づく術がないからだ。ところが共鳴反応検査によって、がん治療を妨げるこのような邪魔者たちの存在を知ることができる。

これら邪魔者の駆除にはサプリメントが有効である。免疫力を高め、がんに乗じて悪さをする細菌や真菌、ウイルスなどを確実に処理してくれる。ここで活用されるサプリメントには、さまざまなものがあるが、人によって向き不向きがある。中国の伝統医学である中医学でも言うように、誰にでも効く薬というものはない。個々の体質によって、効く場合も無効の場合も有害な場合もある。私は、サプリメントの向き不向きも共鳴反応検査でチェックし、その人の体にもっとも合ったものを勧めている。

そして副作用のないサプリメントによって抑制・排除を行えば、マイクロ波照射によるがん治療は、より速やかに成果につながるようになる。

ちなみに私のクリニックでは、こうしたサプリメントの販売はいっさい行っていない。「中国パセリの製剤を購入して飲んでください」などと指示を出すだけである。患者にサプリメントを売って利益を得るという行為は、私の趣味に合わないからである。

免疫力を高める有機ゲルマニウム

1968年生まれの未婚女性の清水紀子さん（仮名）は、卵巣がん腹膜播種、つまり卵巣がんの細胞が腹膜に散らばってしまったことによって、腹部が大きく膨らみ、2005年8月12日に私のクリニックを訪れた。持参した総合病院のカルテの所見には、「子宮内の細胞はがんとはいえないが、腹水の検査では悪性度が高い細胞の塊が多数見られ、確実な悪性を意味するクラスVの卵巣がんと判定する」といった内容が記されていた。清水さんは、宗教上の理由から手術はできないという。骨組織の腫瘍の有無を調べる骨シンチグラフィーも持参してくれたが、右の恥骨に骨転移像が確認できた。

初診時の共鳴反応検査では、卵巣がんの反応が上半身全体にみられ、初診日からマイクロ波を腹部に照射した。それに加えて、自宅では「遠赤外線温灸器」による治療をお願いした。

マイクロ波照射は、初診日から5ヵ月を過ぎた2006年1月16日までで80回に及んだ。後は間隔を開けながら経過を観察していたが、そのつどマイクロ波照射療法でがん活性を消失した状態を維持するように心がけた。

同年8月の骨シンチグラフィーでは恥骨部の骨転移像も消えた。巨大だった腹部の膨満も腹水の度重なる吸引で減少したが、2008年1月13日のCTでは大小の嚢腫《のうしゅ》（袋状の腫瘍）が確認された。また10月の検査では、卵巣内に複数の嚢胞《のうほう》（袋状の組織）ができ、そこに液が溜まり、満杯になると嚢胞が自然に破裂して膣《ちつ》から流れ出てくるという症状が確認された。腫瘍マーカーは上昇し、再発の可能性を示しているが、共鳴反応検査でがん活性は確認されない。

いったいこれはどういうことなのか？

もっとも可能性が高いのは次のようなことだ。

がんと共存していたウイルスや細菌が、がんが死んだ後に生き残って増殖している可能性である。そうした病原体が宿主だったがんの腫瘍マーカーに反応することは、けっこう多い。そこで何が腫瘍マーカーを上昇させているのかを調べるために共鳴反応検査を行ってみた。すると、この嚢腫の増殖の原因はサイトメガロウイルスであることがわかった。

そこでサイトメガロウイルスの抑え込みに有効な有機ゲルマニウムを共鳴反応検査で決めて処方した。有機ゲルマニウムは、免疫力を高めることで、サイトメガロウイルスを抑え込む。

その効果は徐々に発揮され、2009年8月には、清水さんの腹部の膨満はかなり縮小し、サイトメガロウイルス犯人説を裏づけた。血液検査などの検査結果もまったく異常はなく、清水さんは「食欲がありすぎる」とにこやかに言う。2013年12月現在、いたって健康である。

細菌を駆除するメシマコブ

1940年生まれの今井道雄さん（仮名）は、2007年7月ごろより背中の凝りと右肋骨の下あたりに痛みを感じ、東京都渋谷区にある総合病院で検査を受けることにした。総合病院では、MRIとCTを撮り、さらに胃と大腸の内視鏡検査も行った。だがその結果は「異常なし」だった。

様子を見るということになったが、その後も凝りや痛みがさらに強くなり、不安が募る。そこで、同年8月7日に以前から知人に存在を聞いていた私のクリニックを訪れた。

今井さんの訴えを聞いて、さっそく共鳴反応検査を行った。すると、膵臓に強いがん活性があり、膵臓に悪性腫瘍の活性があることが判明した。

そこですぐにマイクロ波を照射した。そして家庭では「遠赤外線温灸器」を膵臓の前後の体表に当ててもらうことをお願いした。マイクロ波は8月に4回照射した。

一方、今井さんは、総合病院で「膵臓にがんがあるらしいんです」と伝え、上腹部、特に膵臓を念入りに診てもらったが何も発見できなかった。さらに脳のＭＲＩ検査を行ったが異常はなかった。

私は９月と10月にもマイクロ波を計19回照射した。その後に行ったＭＲＩや大腸の内視鏡の検査でも異常はなかった。今井さんとしては、がんなのか、がんではないのか、複雑な気分だっただろう。

しかし、ＭＲＩでも確認できないレベルのがんにしては、今井さんのがん活性は容易に消えない。11月と12月に15回照射したが、共鳴反応検査では、膵臓のがん活性は衰えない。

その理由について彼に聞いてみると、「喫煙と飲酒を続けているからでしょうか?」という答えが返ってきた。

「それを止めていただけると嬉しいですけど」と私は今井さんに頼んだ。

その後、２００８年１月に７回マイクロ波を照射したが、がん活性は弱くなる気配がない。今井さんの倦怠《けんたい》感は２月に入っても相変わらずだと言う。

「何かが邪魔をしている」

私は、がん以外の要因を探るための共鳴反応検査を行うことにした。

すると、今井さんの膵臓に病原性大腸菌が巣くい、しかも全身に微量のボツリヌス菌が潜んでいることがわかった。これが原因かもしれない。

私は、それらを排出させるためメシマコブの投与を開始した。

メシマコブは、長崎県男女群島の女島で発見されたキノコで、１９６０年代後半に腫瘍抑制効果が確認された。栽培や人工培養が困難で長い間「幻のキノコ」とされてきたが、韓国で菌糸体培養技術が完成し、サプリメントとして活用できるようになった。腫瘍抑制効果が強いうえに副作用もないと高く評価されており、私は、マクロファージやＴ細胞、ＮＫ細胞などを活性化させ、免疫力を増強させる効果に期待し、有害細菌の除去にも活用している。

重金属を排泄させる経口活性炭と中国パセリ

さらにチェックをすると、今井さんの膵臓には水銀が蓄積されていることがわかった。

水銀をはじめとする重金属の蓄積もがん病巣ではしばしばみられる。

がん腫は有害重金属が蓄積する環境をつくりやすく、がん腫が死滅した後にも、重金属の蓄積が快復を示すはずの指標を混乱させることが多い。

しかも重金属が蓄積している場合には、マイクロ波照射による治療を妨げる傾向が強い。マイクロ波をいくら照射してもがん活性の低下がみられないという場合には、重金属の蓄積を疑う必要がある。

私は、これを排泄させるために経口活性炭を投与した。

経口活性炭には、体内に蓄積した鉄や鉛、水銀などの重金属を排泄させる効果がある。

このほかにも中国パセリが、体内に蓄積した重金属を排泄させるのに有効で、水銀の排除に特に有効だが、今井さんの体には、経口活性炭のほうが合っていた。

今井さんに経口活性炭をしばらく服用してもらうと、ボツリヌス菌の反応と病原性大腸菌の反応が消失した。

そしてその直後に膵臓のがん活性はあっけなく消失した。

「倦怠感がなくなりました。肋骨のあたりの痛みも消えました。本当にがんが原因だったんですね」と今井さんは言った。「本当に」という言葉に彼の抱いてきた疑念が表されていた。

その後、今井さんに異常はなく、すこぶる元気である。余談だが、私に禁酒を依頼された後も晩酌を続けていたと、あとで白状した。

カビとピロリ菌に有効なプロポリス

2010年2月、54歳の女性、北川雅子さん（仮名）は、地域の基幹病院での検査でS状結腸に大きながんが発見された。結腸を15㎝切除し、腹部のリンパ節を9個摘出した。その後、抗がん剤治療を受けたが、２０１１年4月、肺への転移が指摘され、絶望の淵に追い込まれた。そして知人に紹介されて、同年11月15日に私のクリニックにやってきた。

共鳴反応検査で、北川さんの上半身全体にがん活性が広がっているのがわかった。希望により初診日からマイクロ波の照射を開始した。39回目のマイクロ波照射を行った２０１２年9月7日にがん活性が消失し、北川さんの体調も非常によくなった。

しかし基幹病院では、「左上葉、右中葉にあった小さな転移像はしだいに増大しており、再発の兆候がある」と指摘され、抗がん剤の服用を勧められた。

転移巣の増大の要因としてまず考えられるのはカビの増殖である。そこで共鳴反応検査を行ってみると、案の定、カビの反応が確認された。そこで抗カビ剤として有効なプロポリスを飲んでもらった。

ミツバチの巣から採取するプロポリスは、ミツバチが集めてきた樹液にミツバチの分泌する酵素を混ぜ、さらに花粉や蜜蠟《みつろう》を加えてつくられるもので、抗菌作用、免疫増強作用、抗がん作用、抗酸化作用などさまざまな効果が指摘され、カビの駆除にも顕著な効果がある。

その効果は着実に発揮され、２０１２年末には転移巣が縮小し始め、まもなく消えた。２０１３年秋の段階で、北川さんは、元気で仕事をしている。

プロポリスは、胃がんと深い関係があるピロリ菌の駆除にも有効で、特に「ミセル化抽出」という製法でつくられたプロポリスが非常に有効だ。ピロリ菌の駆除には、通常、抗生物質が用いられるが、肝臓障害をきたす恐れがあるため、副作用がなくがん自体にも有効なプロポリスが好ましい。

岩盤浴と備長炭《びんちょうたん》

自営業の女性、緒方佳代子さん（仮名）は、62歳になる少し前の2012年4月3日、少量の下血を発見した。下血はその時だけだったが、便が細く、排便時に力まなければならない状態が続いていた。そこで都立病院で検査を受けたが、ここで子宮頸がんという診断を受けた。緒方さんのがん腫は、右の尿管開口部と膀胱に浸潤し、右腎臓は水腎症《すいじんしょう》を起こしかけているという進行がんの状態だった。組織検査では、高分化型腺がんということだった。増殖、転移が起こりにくい高分化型であることがせめてもの救いだった。

12年5月31日の内視鏡検査では、がん腫が子宮に近いS状結腸部から直腸に広がっているので、手術を行う場合は人工肛門になる可能性が高いと言われた。そこで、手術はしないことにして、6月19日、都立病院で放射線を尿管、膀胱、子宮に照射した。そして6月20日から抗がん剤による化学療法を4日間行った。

そして私の著書を読んだという緒方さんは、同年7月3日に私のクリニックを訪れた。健康状態は良好だったが、頻尿、尿失禁、排便時の力みなどの自覚症状があるという。希望によりマイクロ波照射療法を初診日より開始。7回照射後の9月21日の内視鏡所見では、頻尿、尿失禁は改善し、結腸と直腸の腫瘍は著明に縮小し、便は太くなってきた。


緒方さんは、みずからマイクロ波照射療法を支援する併用療法を精力的に行っていた。放射線にホルモンのような作用を期待する放射線浴である「ホルミシス岩盤浴」を行い、浴槽に大量の備長炭を入れて遠赤外線湯にたびたび入っている。さらに睡眠中、マイナスイオンを得るためベッドの下に大量の備長炭を入れていると教えてくれた。

こうした徹底した健康法を精力的に行い、「治す」という思いが強いことが功を奏したのだろう。彼女の容態は、めざましく改善した。高分化だったこと、栄養状態の維持、明るい性格なども相乗効果となったと感じている。

2013年秋時点で、肛門周辺にごく弱いがん反応があるため、マイクロ波照射を継続している。14年2月現在、全身状態はきわめて良好で何の訴えもない。

私のクリニックにやってくる患者さんには、想像力旺盛な人が多い。なにしろ大病院では、鼻で笑われるような謎の治療法に賭《か》けてみようという人たちだ。そこで、自分なりにいろいろな治療法を探し出し、CEATの支援を図ってくれる。私は、緒方さんのような患者さんからさまざまな治療法を教えてもらい、しかも患者さん本人がその効果を体調で示してくれる。

こうして私は未知の治療法から有効なものを選ぶことができる。

これは、「変な治療はやっていないでしょうね？」と患者に尋ねるような大病院の医師には浴すことのできない恩恵である。

患者さんの知恵を借りることによってもCEATは進化し、個々の患者さんの容態に応じた「作戦」を考える際の選択肢は増加している。

第7章
新しい時代を迎えたCEAT

定期的に開かれる講習会には志ある医師が集まる

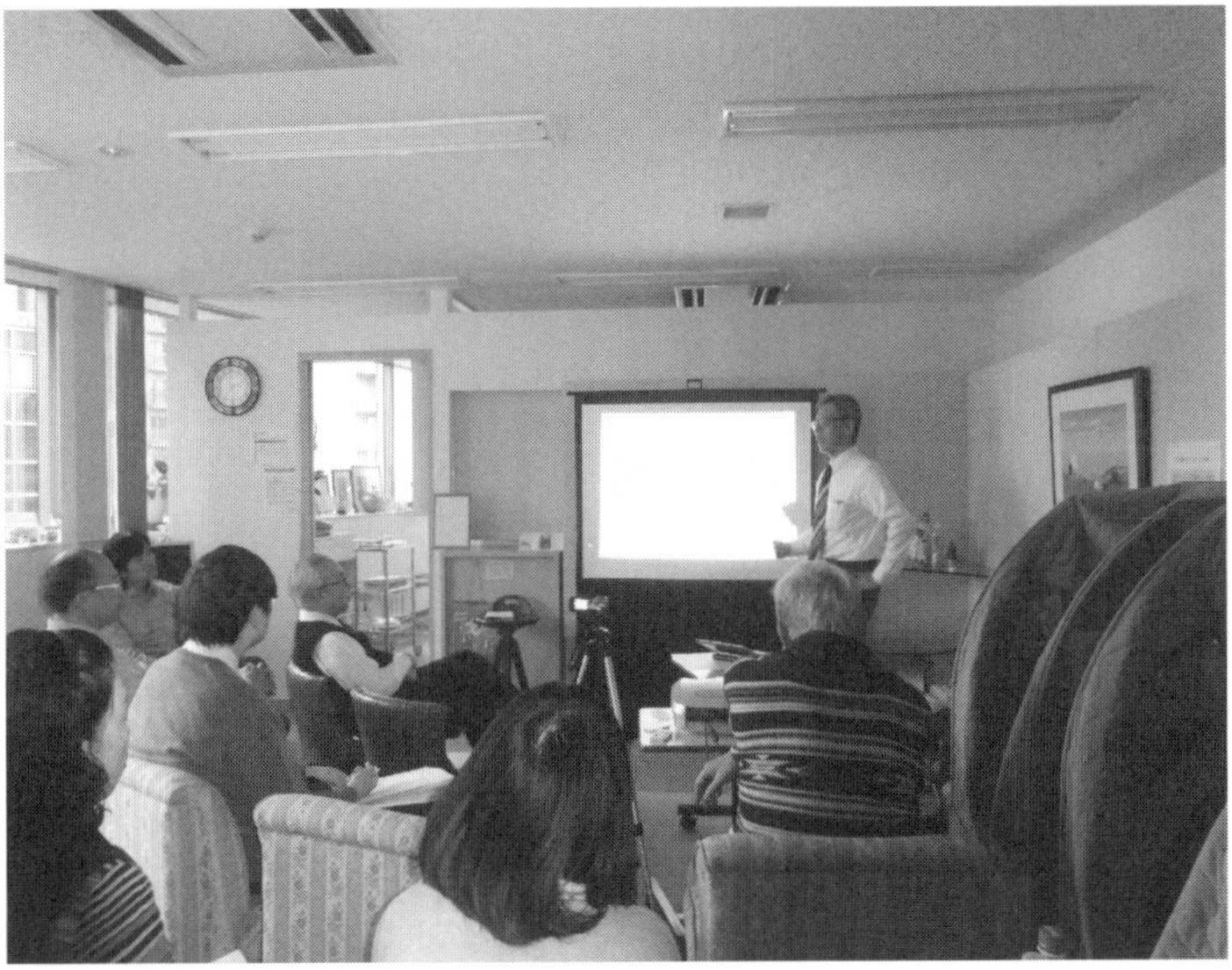

若い医師の来訪

私のクリニックに、群馬県桐生市から通っている小山隆さん（仮名）という1944年生まれの患者さんがいる。

コンビニエンスストアの社長である小山さんは、2010年に肺がんがみつかった。その時のがんの進行度は、ステージⅣで、左上葉に2・5㎝の腫瘍があり、摘出手術を受けたが、摘出した12個のリンパ節のうち1個に転移が認められた。そこで抗がん剤を2011年8月5日より始めたが、血小板が減少してきたので、中止となった。

2012年1月25日の検査で第10肋骨転移、左下葉に2㎝の転移像と右胸膜に多数の小結節が見られ、転移性のものと診断された。治療の甲斐もなく、進行は止められず、地元の総合病院で「余命3ヵ月」と宣告された。

絶望感にさいなまれながらも、小山さんは、知人の紹介で、私のクリニックに5月にやってきた。

初診時よりマイクロ波照射を行い、4ヵ月後、9月3日の27回目にがん活性は消失した。そして12年11月12日の検査では、腫瘍マーカーが正常に戻り、CTでも改善が認められた。

小山さんは、「余命3ヵ月からの生還」という快挙に感激し、桐生での異業種交流会でCE

ATの治療法について講演を行い、周囲の人々にも自分の体験を語り続けてくれた。

また小山さんの奥さんは、化粧品販売の事業を手広く行っており、全国に販売網を持っているというやり手である。彼女も夫の奇跡に感動し、さまざまな場でCEATについて宣伝をしてくれていた。

私の患者さんのなかには、このように進行がん、末期がんが完治して、周辺の人々に、この治療法のPRをしてくれる人が多く、1人で5名、10名の患者さんを連れてきてくれるという例が非常に多い。周囲を見回せば、がんを宣告されて困っている人が数人はいる時代になっているということでもある。

私は、2012年秋、経過観察に来てくれていた小山さんに「この治療法を継承してくれる若いドクターがいてくれるといいんですが……」と正直な思いを語った。すると小山さんは、「わかりました、先生。探してみます」と意欲的な返事をしてくれた。

11月、私のクリニックに石井宏則さんという40歳になったばかりの医師がやってきた。

「CEATをぜひ学びたいんです」と、履歴書を携えて。

そう。CEAT継承者候補として、小山さんが探してくれた医師である。

彼は、医科大学を卒業してから、病理を中心にさまざまな勉強をしていた。医大時代に知り合った同じく医師の奥さんと、3人の娘さんと桐生市に住んでおり、奥さんのお父さんも桐生市内で開業する医師だという。そのうえ石井さんのお父さんも医師であり、東京の池袋で大きなクリニックを開業している医師一家だ。

石井さんは、桐生の病院で働き、週1回は上京し、池袋のクリニックでも治療をするという忙しい日々を送っていた。子どもを育てるには、桐生のようなのどかな土地のほうがよいという夫妻の判断で実現させたライフスタイルだという。

石井さんは、がんの治療も手掛けているが、抗がん剤などの標準治療ではなく、体にやさしくかつ効果のある治療法を探し続けてきた。そして、小山さんが通う気功療法士の治療院から、人づてにもたらされたわずかな情報でCEATの価値を直感し、横浜まで訪ねてきてくれたのだった。

穏やかな表情と口調ながら、芯《しん》の強さと勤勉さを感じさせる彼の雰囲気が、私は、とても気に入った。

一通りの会話を交わすと、彼は、「ぜひCEATを教えてください。しっかり学ばせていただきます」と言った。彼は直観力と想像力を駆使して、この風変わりながん治療法の真価を確信してくれたのだった。

それ以降、特別な用事がない限り、毎週火曜日に私のクリニックに来て、共鳴反応検査をトレーニングし、マイクロ波の照射について学び、その効果を確認し続けた。その熱心さは私の期待以上のものだった。

同志を増やすという夢

今、横浜の私のクリニックは、かなり先まで診療予約で埋まっている。CEATの効果が上がり、口コミで新たな患者さんが増えているからだ。

小山さんのようにたくさんの患者さんを送り込んでくれる生還者もいる。CEATが高く評価されていることは、私にとって大きな喜びであるが、予約をしてもかなり待たねばならないとなれば問題である。患者さんの多くは「余命宣告」を受けている。残念ながら時間の猶予があまりない。

「余命半年」と宣告された患者さんが、予約しようとして「10ヵ月後」と言われれば、諦めて電話を切るかもしれない。余命宣告を受けていないとしても、診察希望者の多くは、転移などがみられる進行がんであり、1ヵ月、2ヵ月の遅れが致命的となる場合もある。

しかし、現在、CEATを施せる医師は、世界中に私しかいないのだから、待ってもらうしか手がない。

長い期間待って、私のクリニックにやってきた患者さんの中には、北海道、近畿、九州といった遠方から通ってくれる人も多い。そうした患者さんは、飛行機代やホテル代などを工面できる経済力のある人々だ。もちろん体力も十分残っていなければ通うことは難しい。

私のクリニックは、横浜駅から徒歩5分という交通の便がよい場所にあるが、それでも1時間以内の所要時間で通える人はごくごく一部である。2時間、3時間といった時間をかけて通うのは、週2〜3回といったペースだと健常者でもきついはずだ。

治療に要する期間も、2〜3ヵ月ですんなり治ってしまうケースもあるが、多くは、半年、1年とかかる。体力的にも経済的にも負担は大きくなってしまう。

それでもリタイアしたシニア世代や自由業、主婦などであれば、通える可能性はあるが、会社勤めをしている患者さんが遠方から通うのは、ほぼ不可能だろう。

この状況を改善するには、CEATに公的医療保険が適用され、1〜3割の患者負担で治療を受けられるようになり、全国津々浦々の病院やクリニックで、CEATが施されるようになるのがもっとも好ましい。そうすれば、がんに苦しむすべての人が、経済的・時間的な負担なくCEATの恩恵を受けることができる。

私は、そんな日がいつか来ることを信じているが、臨床試験を引き受けてくれる大学病院すらまだないのが現状だ。この状態から、公的医療保険の適用まで持っていくには、恐ろしく時間がかかることだろう。

では、毎年75万人ずつ増えていくがん患者の、ひとりでも多くの方にCEATを施すにはどうしたらよいのか？

私は、ひとりずつでも同志の医師を確保して、彼らのクリニックでCEATを実践してもらうしかないと考えた。

CEATを開始して10年近く、私はこの治療法について口をつぐんできた。

「現代西洋医学より高い精度でがんが発見できる方法がある」と主張しても、「マイクロ波発生装置でマイクロ波を照射すれば、がんが持つ強いエネルギー（がん活性）を確実に消滅させ、がんを完治させることができる。しかも治療中の苦痛も、副作用や後遺症もいっさいない」と主張しても、信じてはもらえまいと思ったからだ。

しかし、すでに高齢に至った私が、CEATという診断法と治療法を、このまま墓場までもっていくことは許されないと考えるようになった。

そこで、私は、CEATを紹介する書籍を2010年に初めて著し、時間とチャンスがあれば、医師が集まる学会や講習会、勉強会などでCEATを紹介することに努め始めた。

石井宏則さんのような心ある医師が、同志としてCEATを全国で実践してくれるかもしれないという淡い期待を抱きながら……。

函館から毎週通院してくれた患者

1950年生まれのOさんは、函館青年会議所理事長や函館商工会議所青年部会長などを歴任してきた、函館経済界の立て役者の一人だった。

Oさんは、2012年4月、体を少し動かしただけで息が苦しいという異常な状況に陥り、函館の病院で検査を受けた。検査の結果を待っていると、担当医がやってきて、「即入院していただきます」と言った。夫人が駆けつけると、彼女だけが担当医に呼ばれた。

この時点で、Oさんは、たぶん助からないような病気だろうと推測し、覚悟を決めたという。

そして、Oさん自身が担当医に告げられたのは、「肺がん」という診断と、「手術はおそらくできない」という見立てだった。

「あとどれぐらい持つんですか?」とOさんは尋ねた。

「おそらく3ヵ月から半年でしょう」と担当医は答えた。

ああ、ずいぶん早いんだなとOさんは思ったという。

ただしこの病院には胸部外科がないということで、総合病院に移ることになった。5月の連休前に総合病院に入院したOさんは、すぐに心臓の手当てを受けた。

心臓の外側の膜である心嚢《しんのう》に１５００ccという大量の水がたまっており、いつ心臓が停止してもおかしくない状態だという。心嚢に水がたまるというのは、肺がんの末期にまれに起こる症状とされる。手術室には、外科、呼吸器、循環器などの医師がずらりと並び、手術に立ち会った。その物々しい様子に死を覚悟したOさんも動揺したという。

連休明けから多種多様な検査が延々と続けられ、正式な診断が下された。

「がん性心膜炎を伴う肺腺がんのステージⅣ」

最初の病院の見立てどおり、生還は不可能な状態だった。

担当医は、「とにかく一日でも長く生きられるようにがんばります」と伝えたという。

それから抗がん剤投与の日々が続いた。

そんなとき、横浜の友人から、私のクリニックの話を聞いたという。Oさんが、函館青年会議所理事長をしていたときに、横浜青年会議所の理事長をしていたTさんと副理事長をしていたMさんの２人だ。

Mさん自身が10年近く前に、胃がんを患った。筋層に及ぶ、やや厄介《やっかい》ながんで、都内の医科大学附属病院では、胃の全摘手術を勧められていたが、これを拒否。医大附属病院での内視鏡下手術と私のクリニックでのマイクロ波照射で、胃を切らずに完治させた経歴を持っていた。

そんな友人たちの強い勧めで、私のクリニックでの治療の予約をしたOさんが、初めてクリニックに来たのは、12年11月だった。

これまでの経緯を聞いた後に共鳴反応検査を行ってみた。

確かにがん活性は強かったが、肺のがん活性は、余命数ヵ月というほど強大ではない。

「肺は何とかなると思います。抗がん剤を止めていただけるとさらにいいんですけれどね」と私は言った。

Oさんは、びっくりした表情をした。

今まで抗がん剤だけが「命綱」と医師に言われ、それを信じてきた。しかも「肺は何とかなる」と言われたのだ。

「助かる可能性があるんですか？」とOさんは私の表情をうかがうように尋ねた。

「毎週通ってもらうことはできますか？」

「はい。通います」

それはOさんに大変な負担を強いるリクエストだった。私は、Oさんの熱意に応《こた》えなければならない義務を負った。

それから毎週、Oさんは、飛行機で羽田にやってきて、ホテルに1泊して、2日間、私のクリニックでの治療を受けた。治癒が容易なはずはないが、Oさんの肺がんはマイクロ波に反応し、明らかな治療効果が確認できた。

「奇跡」を目の当たりにしてやってきた医師

「この治療を函館でやってくれるドクターがいてくれるといいですけどね」

2013年春に私は、Oさんにそう言った。

石井宏則さんは、ほぼ毎週1回、桐生から私のクリニックに通い、共鳴反応検査を中心にCEATの勉強を続けてくれていた。こうした医師が、函館にもいてくれたらと思ったのだ。Oさんは、桐生の小山さん以上に、函館では顔の広い人だ。医師が確保できれば、Oさん自身の負担も激減させることができる。

「なるほど。私探してみます」とOさんは言った。

そして、7月にやってきたのが、本書の冒頭で紹介した平山繁樹さんである。

平山繁樹さんは、Oさんと、横浜在住のMさんと一緒に、私のクリニックにやってきた。

1964年生まれの彼は、リハビリテーションセンターを運営する整形外科医の弟さんとともに、従業員60人規模の医療施設を運営する理事長だった。

「ぜひCEATを学ばせてください」

髪をブロンドに染めて、年齢のわりに派手な外見の平山さんはそう言った。

「平山先生は、こんな風貌《ふうぼう》ですが、とても情熱的で誠実な医者なんです」とOさんは言った。

その人となりは、顔つきからもうかがい知ることができた。

実は、平山さんは、Oさんと10年以上の付き合いだった。2002年に函館商工会議所で青年部が立ち上がり、Oさんは、半ば強引に会長を引き受けさせられた。そのとき、副会長を引き受けさせられたのが平山繁樹さんだった。

その後の付き合いで、平山さんが、意志が強く、紳士的な人物であることを知ったOさんは、私の提案を聞いた後、すぐに平山さんのクリニックを訪ね、ことの経緯を説明した。「余命3ヵ月」と言われた自分が、1年以上たっても快適に暮らし、肺がんも治癒に向かっていると語ったのだ。

不思議な縁で、平山さんは、私が以前に書いたプロポリスについての本を読んでくれており、私の名前を知っていたという。彼はさっそく、私が2010年に書いたCEATについての書籍も購入し、読んでくれたそうだ。

たったそれだけで彼は、私に会いに横浜に来てくれたのだ。

「Oさん。みんながんで苦しんで死んでいくのに、おれたちは手も足も出ないんだよ。それをひとりでも治せるならば、メンツも組織も関係ないんだ」

平山さんはそう断言したという。

彼は、医大で悪性腫瘍・がんを中心に勉強し、研修期間以降も血液のがんの治療に取り組んできた専門家である。そんな専門家が、友人からの情報と書籍だけで、権威とはいっさい無縁の治療法の価値を確信してくれた。これは、まさに彼の想像力の確かさを示していた。

その日、横浜へ向かう車内で、Oさんは、2012年4月段階でのCT画像と2013年4月のCT画像を平山さんに見せた。

平山さんは目を疑ったという。

「Oさん。これはすごいね。おれだったら、余命2ヵ月と診断するよ」

平山さんは、その1年間の変化を目の当たりにして、CEATの価値をさらに確信したという。

それ以降、平山さんは、ほぼ毎週、飛行機で私のクリニックに通い、ホテルで1泊して、研修を受けるようになった。

CEATを金儲けの具にしてはならない

時を得るというのだろうか？

これまで望むべくもなかった同志を2人、短期間に得た。

2014年1月、平山繁樹さんは、函館にCEATを施すクリニックを開設した。そして同年4月、石井宏則さんが、お父さんが開業する池袋にクリニックを開設した。

クリニック名は、「アドバンス・クリニック函館」と「アドバンス・クリニック東京」。私のアドバンス・クリニック横浜の姉妹クリニックにふさわしい命名をしてくれた。

しかも2人は治療費を、アドバンス・クリニック横浜と同等の低価格にすることにも同意してくれた。

CEATを「金持ちのための医療」にしてはならないという、私の思いに応えてくれたのだ。


現在、CEATは、健康保険の適用が認められていない。だから保険診療ではなく自由診療で治療を行っている。

しかしその費用は、患者さんに大きな経済的負担を強いるものではない。

廉価で治療ができる第一の理由は、治療の所要時間が短いことにある。

一人の患者さんにかかる時間は、マイクロ波照射とその前後に行われる共鳴反応検査を合わせても15分～20分程度ですむ。だから一日にかなりの患者さんを治療することが可能で、クリニックを維持していく最低限の収益を確保するだけなら、治療費は低く抑えられる。

その一方、進行がん、末期がんの資産家にCEATを施して治癒すれば、数百万円といった治療費を請求することも可能であろう。

しかし私が、CEATを授けられた理由は、資産家から大金を奪うためではない。

「CEATを金儲けの具にしてはならない」という「戒律」は、未来永劫《えいごう》掲げられるべきものだ。

2人のドクターは、その私の信条を「当然のこと」として受け入れてくれた。

誰もがCEATを受けられる時代を夢見て

この両名との出会いと時を同じくして、ほかにもCEATに興味を持ち、アドバンス・クリニック横浜に研修に来る医師、勉強会に参加する医師が少しずつ増えている。

現在のがん医療のあまりの不十分さに業を煮やしている数多くの医師たちの苛立《いらだ》ちと、がんに苦しみながら、救いを得られずにいる膨大な数の患者たちの悲鳴の大きさゆえの現象であろうと私は思っている。

医師が、患者を治すのは当たり前だし、あらゆる可能性を模索するのが医師の責務だろう。

しかし、対症療法に終始するしかない病気はたくさんある。

なかでもがんは、医師たちに強烈な敗北感を与え続けている。

慎重に手術をしても再発し、転移をし、抗がん剤でいじめるような治療をし、それに耐える患者を「きっとよい結果が出るから」と励ましてみても、どんどん体力が低下し、がんのもたらす症状が患者さんを苦しめる。そんな苦しみの果てに死が訪れる。

三大療法を中心としたがん治療は、医師にも敗北感を味わい続けさせているのだ。

だから、がんと関わる多くの医師は、結果に一喜一憂しないばかりか、命を救おうとする情熱すら持つことをやめてしまう。かくして彼らの表情は能面のようになっていく。

それが「がん治療のプロ」だとすると、そうはなりたくないと願う医師も少なからず存在する。

「進行がんは治せない」と決めつけず、どこかに救うすべがないかと探しつづける医師たちがいる。権威ある医学者に何を言われようとも目の前の患者を治したいという、きわめて「正常」な願いを持つ医師たちである。

CEATが、健康保険の適用を受けられる日は、まだずいぶん先の話かもしれない。

しかし、こうした医師たちがいる限り、多くのがん患者が、1時間以内の所要時間と安い費用でCEATを受けられる日はそう遠くないと信じている。

がん撲滅への「シナリオ」

これまで、ＣＥＡＴが進行がんや末期がんを完治させているさまを、しつこいくらいに語ってきた。それは、現在の医療の世界でＣＥＡＴの価値を認めさせるためには、それしか道がないと考えているからである。現代西洋医学的な検査で発見されたがんを、マイクロ波照射で治癒させることが、現代西洋医学の関係者に対して、もっともわかりやすい存在感の示し方なのである。

人は目に見えないものを信じない。

「地球は丸い」

「地球が太陽の周りを回っている」

中世の人類がその事実を信じなかったように、いまはまだ現代西洋医学では「画像に映らないがん活性」は、がんではないことにされている。

しかし、その現代西洋医学で救えなかった多くの命の火を、ＣＥＡＴが灯《とも》しつづけてきたという「結果」は、変えようのない事実として残る。

誇っているのではない、知ってほしいのだ。医療の可能性を。

がん医療は、もっと進歩できるということを。

「放置」か「絶望」ではない。
いま「治療への道筋」は確かに見えている、目を塞《ふさ》ぎさえしなければ――。

今後、CEATの実績によって社会的、医学的信頼を高めたあかつきには、私は無症状の人々の検診を共鳴反応検査で行い、万が一、がんが発見された場合にマイクロ波照射療法でがん活性を消すという医療をメインに位置づけたいと思っている。

実は、CEATをスタートして以来、進行がん、末期がんの患者さんとともに、健康診断の感覚でメディカルチェックを私のクリニックで受けている人々がいる。

2013年9月段階でその数は858人にのぼる。

そのうち、がん活性が共鳴反応検査で確認された人数は214人だった。健康体であるはずの人々の4人に1人からがん活性が発見されたのである。もちろん彼らが、がん検診などの検査を受けたとしても、誰もがんは発見されないだろう。

そしてその214人に対してマイクロ波の照射を行った。その多くは、数秒間のマイクロ波照射を数回行っただけで、がん活性は消滅している。ごく一部に、1回の治療だけではがん活性が消えなかった例はあるが、そうした例でも2~3回通えば活性を消滅させることができた。

もし共鳴反応検査が、がん検診の一般的な手法になったなら、がんは、ごく早期に発見され、その場でマイクロ波照射療法を受け、がんの芽を摘むことができるようになる。

2人に1人ががんにかかるこの時代。

いまはまだ、CEATは、がん治療の「最後の砦《とりで》」かもしれない。

しかし、同志が増え、CEATが全国にいきわたっていったならば、余命宣告から生還するための「最後の選択」ではなく、がん治療の「最初の選択」になる日がくるはずだ。

これが、がん撲滅という私の夢の達成にむけた「シナリオ」である。

おわりに

現代日本のがん専門医たちは、必ずしも自分が満足な医療を施しているとは思っていない。しかし「標準治療」という旗印の下、「がん医療ビジネス」にいそしむ中で、患者たちの恐怖や不安、悲しみに鈍感になっていく。彼らは平気で余命を告げるが、その宣告は医療の限界を認めながらも、自分たちの身を守る手段にすぎない。治してもらえると期待している病院で、余命を宣告された患者の悲しみは計り知れない。

15年以上、がんの患者さんたちとお付き合いをしていると、皆、「死という暗い部屋に閉じ込められているような思い」を共有していると強く感じる。そんな悲しみの末に紆余曲折《うよきょくせつ》を経て私のクリニックにやってくる患者さんたちは、一様に疲れ果てている。

しかし私は、ＣＥＡＴという武器を持っているから、患者さんを見捨てることなく一緒に闘うことができる。そうすると、患者さんの姿勢は前向きになり、暗闇から光を見るようになる。それだけで免疫力をはじめ、体を活性化するメカニズムが再起動する。クリニックの待合室では、患者さん同士が治療の進展ぶりについて語り合い、互いを励まし合うことができるので、これががん患者の集まりかと驚くほどの明るさに満ちている。

今は、がんが既に進行してから来られる患者さんが多いので、残念ながら全員を完治させることはできていないが、私は最後の最後まで希望を捨てることなく、患者さんと共に闘う。もし健康なうちにCEATによる健康診断を受けてくれたならば、がん活性が芽ばえた時点で消滅させることができる。そうすることで一生がんに苦しむことはなくなる。だからCEATは、いずれ日本国内、さらには世界各国に普及していくことを確信している。

周囲の人々は、「あと20年がんばりなさい」と私を励ます。もちろん、生のある限り、力の残る限り、がんと闘っていく覚悟はできているが、老体に鞭打ってできることは限られている。今後は医師の仲間とともに学会を作る予定である。平山さん、石井さん以外の医師たちにもきっと理解者がいるはずだと信じている。CEATは「逃げずに闘えるがん医療」なのだから。本書に書き連ねた私からの嘘偽りのない情報を、多くの患者さん、そして多くの医師たちが受け止めてくれることを心より祈っている。

最後に、本書の構成などに終始多くの貴重な助言をいただいた科学・医療ジャーナリストの恵志泰成氏、講談社の菅家洋也氏、画像診断の読影に専門的御助言を頂いた渋谷塚田クリニック院長・塚田博博士、当院の誠実なるスタッフに深甚の敬意を表したい。

前田華郎

2014年2月3日

【参考・引用文献】

『図説バイ・ディジタルO-リングテストの実習』大村恵昭　医道の日本社　1986年
『O-リングテスト入門――長寿と若返りの生活革命』大村恵昭 河出書房新社 2009年
『「O-リングテスト」超健康レッスン』大村恵昭　主婦と生活社　2008年
『バイブレーショナル・メディスン――いのちを癒す〈エネルギー医学〉の全体像』リチャード・ガーバー／上野圭一監訳、真鍋太史郎訳　日本教文社　2000年
『苦しくないガン治療革命』前田華郎　冬青社　1998年
『乳がんと牛乳――がん細胞はなぜ消えたのか』ジェイン・プラント／佐藤章夫訳　径書房　2008年
Karo Maeda, Tomohiro Maeda, Yunlong QI[3]: In vitro and vivo induction of human LoVo cells into apoptotic process by non-invasive microwave treatment. A potentially novel approach for physical therapy of human colorectal cancer. Oncology Reports 11：771 － 775 2004
Tadashi Motomura, Kentaro Ueda, et al. Evolution of systemic external micro wave hyperthermia for treatment of pleural metastasis in orthotopic lung cancer model. Oncology Reports.24：591 － 598, 2010
『がん完全解明』週刊東洋経済　2010年
『Dr.スカルディーノの前立腺全書』ピーター・T・スカルディーノ／大堀理訳　ベクトル・コア　2007年
『がんになった医者が書いたがんの本当の治し方』前田華郎　幻冬舎　2010年
Hasegawa T., Gu. Y.,Takahashi T. et al.; Enhancement of Hyperthermia Effects Using Rapid Heating. Thermotherapy for Neoplasia, Inflammation, and Pain. Edited by Kosaka M., SugaharaT., Schmidt K., Simon E. Springer. 439 － 444, 2001
『エネルギー医学の原理――その科学的根拠』ジェームズ・L・オシュマン／帯津良一監修　エンタプライズ　2004年
『いのちの輝き――フルフォード博士が語る自然治癒力』ロバート・C・フルフォード、ジーン・ストーン／上野圭一訳　翔泳社　1997年
『ドイツ発「気と波動」健康法――バイオレゾナンスが甦らせる〝いのちの力〟』ヴィンフリート・ジモン　イースト・プレス　2012年
『患者よ、がんと闘うな』近藤 誠　文藝春秋　1996年
『がん放置療法のすすめ――患者150人の証言』近藤 誠　文藝春秋　2012年
『放射線被ばく CT検査でがんになる』近藤 誠　亜紀書房　2011年
〈Web〉
独立行政法人国立がん研究センターがん対策情報センター　がん情報サービス
American Cancer Society, Cancer Facts & Figures 2013
全国がん（成人病）センター協議会 HP
AAAS News Release, New class of antiangiogenesis drugs
News Medical, New heating therapy reduces mastectomies, kills large tumors

前田　華郎［まえだ　かろう］

1933年北海道生まれ、札幌医科大学卒。

医学博士、アドバンス・クリニック横浜院長。

ハワイ・クワキニ病院に２年間留学、札幌医科大学病院一般外科に８年間勤務。横浜市立大学病院形成外科、神奈川県立こども医療センター形成外科部長を経て、1991年東京女子医科大学助教授、1997年教授に就任。

1998年、前田総合医学研究所設立。専門分野の傍ら自然療法の研究を進める。2005年、アドバンス・クリニック横浜設立。

おもな著書に『苦しくないガン治療革命』（冬青社）、『ガンは切らずに治る』（DHC）、『がんになった医者が書いたがんの本当の治し方』（幻冬舎）などがある。

がん治療《ちりょう》に苦痛《くつう》と絶望《ぜつぼう》はいらない

余命《よめい》２ヵ月《げつ》を完治《かんち》に導《みちび》くがん活性消滅療法《かっせいしょうめつりょうほう》

2014年５月27日　第１刷発行
2023年６月１日　第12刷発行

著 者　前田《まえだ》華郎《かろう》

発行者　鈴木章一
発行所　株式会社講談社
〒112-8001　東京都文京区音羽2-12-21
電話　出版 03-5395-4021
販売 03-5395-3625
業務 03-5395-3615
本文データ制作　講談社デジタル製作
印刷所　株式会社新藤慶昌堂
製本所　株式会社国宝社

KODANSHA

ISBN978-4-06-218941-5

癌活性消滅療法学会認定施設一覧

施設名	医師名	住 所	電話番号/FAX番号	予約の有無
アドバンス・クリニック横浜	前田 華郎	〒220-0004 神奈川県横浜市西区北幸1-2-10 アスカ2ビル8F	TEL:045-328-4166 FAX:045-328-4133	完全 予約制
アドバンス・クリニック函館	平山 繁樹	〒040-0036 北海道函館市東雲町5-11 寺井ビル6F	TEL:0138-76-9115 FAX:0138-76-3654	完全 予約制
アドバンス・クリニック東京	石井 宏則	〒171-0014 東京都豊島区池袋2-61-5 エシールK.T.2F	TEL:03-5927-8137	完全 予約制
SINGA宝塚クリニック	林 博文	〒665-0011 兵庫県宝塚市南口2-6-3	TEL:0797-26-8188 FAX:0797-26-8177	完全 予約制
岩間東華堂クリニック	岩間 誠	〒310-0026 茨城県水戸市泉町3-1-30	TEL:029-300-7110 FAX:029-300-7775	完全 予約制
東銀座タカハシクリニック	髙橋 博樹	〒104-0061 東京都中央区銀座3-11-13 松本銀座ビル5F	TEL:03-3524-1200	完全 予約制
アドバンス・クリニック福山	瀬尾 宜嗣	〒720-0809 広島県福山市住吉町5-8	TEL:084-999-2251	完全 予約制 HPより ネット予約
Dr.オヤマ診療所	小山 純	〒780-0842 高知県高知市追手筋1-9-22 高知メディカルプラザ4F	TEL:088-826-6551	完全 予約制
ナガヤメディカルクリニック	永谷 信之	〒164-0012 東京都中野区本町3-29-10 ヴェルティ中野2F	TEL:03-5333-4086	完全 予約制
サンクリニック	杉野 三千男	〒130-0022 東京都墨田区江東橋5-3-13 写測ビル1F	TEL:03-5625-2067	完全 予約制
根本医院	杉野 三千男	〒301-0806 茨城県竜ケ崎市半田町1390	TEL:0297-62-3155	完全 予約制
長森こどもクリニック	折居 建治	〒500-8232 岐阜県岐阜市前一色2-20-14	TEL:058-240-1140 FAX:058-240-1141	完全 予約制
アドバンス・クリニック福岡 ときつ医院内	辻岡 安美	〒819-0005 福岡県福岡市西区内浜2-6-7	TEL:092-882-2160	完全 予約制
大井町メディカルクリニック 6階CEAT外来	瀬尾 理利子	〒140-0011 東京都品川区東大井5-14-15 大井町MCビル6階	TEL:03-5796-0655 FAX:03-5796-0656	完全 予約制
青葉ふたまたクリニック	二俣 健	〒252-0224 神奈川県相模原市中央区青葉 3-24-1	TEL:042-707-4126 FAX:042-707-4163	完全 予約制 （初診ネット 予約あり）

2018年7月現在

一般社団法人　癌活性消滅療法（CEAT）学会ホームページ：http://ceat.or.jp/